AF643443

Thomas Sydenham.

Ueber

seine Bedeutung in der heilenden Kunst.

Von

Dr. Hans Adolph Goeden.

Berlin, 1827.
Gedruckt und verlegt
bei G. Reimer.

Nachricht von dem Leben und den Schriften des Verfassers.

Hans Adolph Goeden wurde geboren in Friedland in Mecklenburg, am 14ten May 1785. Sein Vater war der dortige Secretair Goeden, der aber bald nach des Kindes Geburt starb. Die Mutter sandte den Knaben auf die dortige Hochschule, wo er bis zum 20sten September 1802 verweilte. Er bezog darauf die Universität Jena, und widmete sich daselbst 3 Jahre hindurch den medicinischen Wissenschaften; promovirte daselbst und ging sodann noch auf ein halbes Jahr nach Halle. Nach seinem Abgange von dieser Universität kam er nach seiner Vaterstadt zurück, und war dort practicirender Arzt bis zum Jahr 1814. Darauf begab er sich nach Berlin, wo er als Lazareth-Arzt angestellt wurde. Von Berlin aus wurde er noch in demselben Jahre als Kreisphysicus nach Bunzlau gesandt, wo er bis 1817 blieb. Er reisete in diesem Jahre dort ab, um einem Rufe als Professor nach Bonn zu folgen. Auf dieser Reise besuchte er seine Vaterstadt wieder, und theils durch die Unruhen, die damals auf den preußischen Academieen herrschten, theils durch die Bitten seiner Mutter ließ er sich bewegen in der Vaterstadt zu bleiben, in einem für seinen Geist sehr eingeschränkten Wirkungskreise. Dort widmete er sich mit Eifer den Wissenschaften, und schrieb von 1818 an einige kleine Aufsätze in der Isis und in Hufelands Journal. Im Jahr 1820 ernannte ihn die medicinisch-chirurgische Gesellschaft in Berlin zu ihrem Mitgliede. Im Jahr 1822 gab er sein erstes Werk heraus, das den Titel führt: „Von dem Wesen und der Heilmethode des Scharlachfiebers. Ein Versuch in der wissenschaftlichen Praxis.“ Drei Jahre später, 1825, erschien seine zweite Schrift: „Von dem Delirium tremens;“ von welcher der Recensent in der Isis bemerkt, daß jeder denkende Arzt dieselbe nicht anders als mit Hochachtung und Dankgefühl für das viele Neue, was er darin lernt, aus den Händen legen werde. — Schon zu Ende dieses Jahres wurde er öfter von Krankheiten heimgesucht, und sein überdieß schon schwacher Körper wurde noch mehr durch das Umwerfen des Wagens auf einer seiner Geschäftsreisen angegriffen, daß ihm sogar die rechte Seite etwas gelähmt wurde. Diesen Unfall erlitt er im Februar 1826 und nie war er seit dieser Zeit wieder der alte lebensfrohe Mann. Im November desselben Jahres ward er wiederum von einer dem Anscheine nach nicht gefährlichen Krankheit befallen, deren Keim er aber schon früher in sich getragen, und die er durch Erfüllung seiner Amtspflicht noch verschlimmerte. Er legte sich am 6ten November und klagte nur über Schwäche des Körpers, er war mürrisch und sprach sehr wenig. In diesem Zustande war er ungefähr 7 Tage; in der Nacht vom 13ten auf den 14ten November ward die Krankheit gefährlicher und der ihn behandelnde Arzt fürchtete für sein Leben. Am Morgen des 14ten verlor er schon die Sprache und um ¼ Uhr vor 11 machte der Tod seinem Leben ein Ende. —

Der Nachruhm eines genialen Denkers, gründlichen Gelehrten und nützlichen Schriftstellers ehrt seine Asche. —

Friedland in Mecklenburg, im Januar 1827.

Die praktische Medizin ist ein Erzeugniß der Zeit und ihrer Geschichte, *keine Schöpfung des Verstandes und der menschlichen Willkühr*; sie ist nicht Gegenstand des Begriffes oder eines geschlossenen Systems, das Leben der Idee in ihrer Unendlichkeit, das Lebendige in seiner unendlichen Verwandlung, in seinen unermeßlichen Entwickelungen, das Leben in der unergründlichen Fülle seiner Formen und vielseitigen Bildung ist ihr Gegenstand. Es giebt eine Wissenschaft vom Leben und seiner Erscheinung, *aber diese ist nur die Geschichte des Lebens*, die Darstellung von der Art wie es zur geistigen Erscheinung kommt, wie es sich in der Seele ausbildet, und die Einsicht in die Gesetze, wonach es seinen unendlichen Cyclus beschreibt. Die Darstellung des Lebens im Geiste ist die Wissenschaft, oder seine Geschichte zu Gesetzen, zu geistigen Formen des Bewußtseyns erhoben. Unendliche Bewegung, Wandel und Veränderung ist das Leben in seiner Erscheinung, aber in diesem Wechsel seiner Formen, in den stets lebendigen Uebergängen von Gestalt zu Gestalt, waltet ein stiller, ruhiger Geist, *das Gesetz der Stetigkeit und der Ordnung*; es ist das der stetigen, ungetrübten Einheit bei der größten Mannigfaltigkeit, oder das wissenschatfliche, geistige Element in der Geschichte der Dinge. Es giebt keinen Stillstand im Reiche des Lebens, unendliche Entwickelung und aufsteigendes Fortschreiten von dem Niedern zu dem Höheren, von Stufe zu Stufe in dem unermeßlichen Kreise der Verwandlung der einen Kraft und ihrer unsterblichen und unwandelbaren Elemente ist die Idee des Lebens und seiner Geschichte.

Wie das menschliche Leben sich verwandelt, wie seine ewigen Elemente sich bilden und in der Mannigfaltigkeit der lebendigen Form gestalten, wie in der unermeßlichen Fülle und Tiefe der Erscheinung bei dem beständigen Wechsel und Wandel das Gesetz der Ruhe und Stetigkeit waltet, das ist Gegenstand der Wissenschaft vom Leben, das soll sie im geistigen Typus bilden und darstellen, das soll sie aus dem Reiche der Naturnothwendigkeit zum Bewußtseyn bringen, und im geistigen Gesetze, in ideeller Form gestalten. Die Willkühr des Verstandes gilt hier nicht; das ewige Naturgesetz soll in geistiger Form zum Bewußtseyn kommen, und mit Freiheit in seiner Entwickelung erkannt und angeschauet werden. Die Willkühr des Verstandes, die Hypothese, die einseitige Meinung ist das schädliche Element für die Wissenschaft, nicht der Götzendienst der Begriffe, sondern das Verständniß der göttlichen Ideen in den Erscheinungen ist ihr Gegenstand. Ein reiner, unbefangener Natursinn gilt mehr als der todte Begriff, er hat das höhere Element der Wissenschaft, wenn gleich unbewußt, instinktartig in sich, und läßt sich nicht blenden und einseitig verführen.

Wie das Leben der Völker, so hat auch das der Wissenschaft feste Gesetze seiner Bildung, es zeigt zu den verschiedenen Zeiten verschiedene und eigenthümliche Charaktere, Formen welche zu den verschiedenen Zeiten den allgemeinen Geist der Bildung auf endliche Weise in sich aufnehmen und fesseln. Dies sind die nothwendigen Bildungsstufen im Leben der Völker, und in der Form der Wissenschaft stellen sie sich dar. Die verschiedenen Formen, Theorien und Systeme, worin die Wissenschaft sich in den verschiedenen Zeiten gestaltete, bezeichnen nur verschiedene Bildungsstufen des Geistes, und geben die Charaktere in der Entwickelungsgeschichte des geistigen Lebens; sie sind keine Schöpfungen der Willkühr, sondern gesetzlich begründete, nothwendige Erzeugnisse einer innern Bildung, Erscheinungen in welchen der Geist der Zeiten und die Charaktere ihrer Bildungsstufen sich darstellen und äußern; es sind die Erscheinungen eines innern, geistigen Bildungstriebes, wie er in den Geschlechtern und in den Zeiten waltet. Keine Idee und Theorie, welche zu einer Zeit die Wissenschaft gewann, welche ein Zeitalter als Zeichen und Character der Bildung beherrschte, ist willkührlich oder äußerlich und zufällig, sondern gesetzlich und innerlich begründet, als Zeichen von dem innern Geiste der Bildung, von ihrem Character, worin sie die Zeiten bewegt und nach dessen Norm die Geschlechter sich bilden.

Vor allen hat die Medizin diese Bedeutung. Der Cyclus ihrer Bildung ist ein unendlicher, wie der Umlauf des Lebens in der Natur, und wie der Gang in der Entwickelung des geistigen Lebens. Sie hat keine Beschränkung und keine endliche Grenzen, weil ihre Idee, das Leben und seine Erscheinung eine unendliche ist; sie ist gesetzlichen und nothwendigen Verwandlungen unterworfen, weil ihr Wesen und ihre Idee sich fortbildet auf unendliche Weise, weil das Leben der Gestirne, der Erde und der psychischen Welt das Gesetz einer unendlichen Metamorphose anerkennt, und diesem unterworfen ist. Ein feststehendes, fertiges, unwandelbares System der Medizin ist ein Unding, weil das Leben der Natur nicht das Gesetz der Starrigkeit, nicht das Wesen des Starren hat, sondern eine unendliche Bewegung ist, und in einer Fülle von Verwandlungen erscheint. Was fest ist und starr, was keinen Trieb zum Fortschreiten, zur Verwandlung in höhere Formen hat, was nicht die Idee einer unendlichen Bewegung und Verjüngung in sich hat, das ist todt, erstarrt, und nicht Gegenstand des Lebens und der Wissenschaft, denn das wissenschaftliche Prinzip in den Dingen und in den Erscheinungen ist ja nur das Wesen des Lebendigen, die innere Kraft und der unergründliche Trieb zum Fortschreiten, zur lebendigen Entwickelung und Bewegung. Das Leben hat keinen Begriff, denn es ist nicht von dem todten, starren Wesen, unendliche Entwickelung ist seine Idee, die sich auf unendliche Weise in der Fülle der Form und der Erscheinung als wandelbar, in starken Metamorphosen darstellende Bewegung, ist das Gesetz und das Wesen des Lebendigen.

Den Umlauf des Lebens in seinen Bildungsepochen hat die Medizin zum Gegenstande, sie ist die Wissenschaft von den gesetzlichen Veränderungen, von den unendlichen Formen der Entwickelung, worin das Leben der Natur, der Gestirne, der Erde, der cosmischen und elementarischen, der physischen und psychischen Kräfte, in den verschiedenen Zeiten sich darstellt, und wie es sich dem Geiste der Geschlechter und Völker offenbarte. Diese verschiedenen Offenbarungsweisen sind die verschiedenen Formen der Wissenschaft, die innern Elemente der Systeme und Theorien; die Gesetze der geistigen Bildung der Völker in den verschiedenen Zeiten sind auch die der verschiedenen Systeme, der nothwendigen Anschauungsweisen des Lebens und seiner Erscheinung, die vorherrschenden Charactere in den Verwandlungen der Naturkräfte sind die Elemente der wissenschaftlichen Anschauungen, als Ideen sollen sie in dem geistigen Leben sich reflectiren und wiederholen, und so den ersten Grund der Wissenschaft legen. Was die Natur erstrebt, in welchem Kreise sie sich bewegt, welche Anlage zur Zeit hervorstechend zur Entwickelung dringt, welcher Lebenscharacter im Werden ist, zu welcher Richtung die Metamorphose sich neigt, kurz was Hauptzweck und Bedürfniß des Lebens ist zu einer

Zeit, das soll die Wissenschaft erkennen und in klaren Ideen erfassen, denn der Geist ist ja nur der Spiegel, worin die Natur sich selbst erscheint und sich selbst erkennt.

Zu allen Zeiten und in allen Bildungsstufen des Menschengeschlechts gab es einzelne Geister, als die wahren Organe des höhern Lebens und der Wissenschaft; sie waren der Spiegel, in dem das Leben der Natur, der Character ihrer Bildung, die innern, bewegenden Kräfte ihrer Erscheinung sich offenbarten, zur Selbsterkenntniß, zur Selbstanschauung, zum Bewußtseyn kamen; es waren die Dollmetscher der Natur und ihre Priester, die Geheimnisse des Lebens waren ihnen aufgeschlossen, und als Idee faßten sie mit Bewußtseyn auf die dunkle und stille Kraft, welche das Leben der Gestirne und der Erde beherrschte, das innere Gesetz, was in den Bewegungen der Völker und der Geister waltete, und die Zeiten regierte. Wie jede Erscheinung des Lebens, des geistigen wie des leiblichen, eine höhere, allgemeinere Bedeutung, eine universelle Beziehung hat, wie alles Einzelne wurzelt und enthalten ist in einer höhern Einheit, in einem allgemeinen Gesetze, wie es diesem höhern Umlaufe folgt und seine Lebensbahn nach diesem allgemeinen Cyclus und seinem Gesetze beschreibt, so auch die Krankheit in ihrer Erscheinung. Denn es ist nur einer und derselbe Lebensprozeß, dieselben Elemente, welche wiederkehren und sich reflectiren in der unendlichen Mannigfaltigkeit des Lebendigen, dieselben Gesetze und Bildungsepochen, welche nachgebildet sind auf den verscheidenen Stufen der Entwicklung, in die unergründliche Fülle der Formen, dasselbe Gesetz was sich darstellt in den Bewegungen der Gestirne, und wonach das Cryptogam entsteht und vergeht. Wie es Krankheitsprozesse giebt, welche als Zeichen und Folgen die Ausbildung des einzelnen Lebens, die Entwickelung seiner höheren aus den niedern Formen, die Ausbildung der Lebenscharactere, der Grundgebilde im Gebiete des individuellen Organismus begleiten, und auf seinen verschiedenen Lebensstufen entstehen, eben so erkennen wir höhere und allgemeine Krankheitsformen als Ausdrücke von den Metamorphosen und Entwickelungen der großen Organismen des Universums, in dem universellen, cosmischen Leben, die als das weltgeschichtliche Element der Krankheitsgenesis die Ausbildungsstufen des allgemeineu Lebens im Universo bezeichnet, und als allgemeine für eine Reihe von Jahren stehende Krankheitsanlage im Thier- und Menschenorganismus sich darstellt. Denn dieser Reflex, diese Nachbildung des allgemeinen Lebenscharacter im Cosmischen in der Form des Organischen ist das Wesen und die Bedeutung der Diathesis stationaria, die Krankheitsanlage. Eben so finden wir allgemeine Krankheitsanlagen und Krankheitsprozesse, welche die organische Ausbildung einzelner Völker und Geschlechter bezeichnen und begleiten, welche in denselben Cyclus, wie diese Entwickelungen verlaufen, und in dem Epidemien und Volkskrankheiten sich darstellen. Sie geben dieselben Erscheinungen und sind Reflexe, gleichzeitige Nachbildungen von den allgemeinen Metamorphosen und Entwickelungen der Erde, welche sich hier in großartigen und außerordentlichen physischen Bewegungen und Naturerscheinungen ausdrücken, und als epidemische Krankheitsprocesse oder Anlage dazu in der organischen Form wiederholen. Was dort in den Erdbeben erscheint, in den Stürmen und Orkanen, in den Wasserfluthen und Ueberschwemmungen, in den wilden kriegerischen Bewegungen der Völker gegen einander, was im speciellern Ausdruck als Krankheiten der Pflanzenwelt im Mißwachs und in den Mangeljahren zur Erscheinung kommt, das stellt sich im Cyclus des höhern thierischen Lebens in den Epidemien und Seuchen dar.

Aus dieser Idee von der Bedeutung der Krankheit und der Grundverschiedenheit ihres Wesens und Characters, wodurch sie in ihrer Metamorphose aufnimmt und darstellt die weltgeschichtlichen Entwickelungen im großen Leben des Universums, und die Bewegungen und Veränderungen im Leben der Völker, als die cosmischen, weltgeschichtlichen, und tellurischen, epidemischen Elemente der Krankheitsgenesis und ihrer Diathesis, ergiebt sich auch, daß, nach diesen allgemeinen Verhältnissen und ihrer Verschiedenheit, die Methoden der Praxis und die Arten und Gesetze des Heilverfahrens verschieden seyn müssen, gleichlaufend dem verschiedenen Charaktern, Bildungstrieben und Anlagen, welche in den höhern weltgeschichtlichen Epochen, und in den niedern tellurischen Umläufen der Krankheitsproceß und seine Form darstellt. Wie die Krankheitsgenesis hat auch die Praxis ein weltgeschichtliches und ein tellurisches Gesetz für die Behandlung der Krankheiten, wie dies längst anerkannt ist im Gebiete des Besondern, in dem Heilverfahren bei den einzelnen Krankheiten der Individuen. In diesem Gesetze von der wesentlichen Verschiedenheit der Krankheitsgenesis und den Elementen ihrer Charactermetamorphose ist die Verschiedenheit der Systeme der Praxis wissenschaftlich begründet, und die Ursache gefunden von den verschiedenen Heilmethoden und Ansichten, welche in den verschiedenen Perioden der weltgeschichtlichen Ausbildung, und in den Hauptepochen der Metamorphosen des physischen Lebens als herrschendes Gesetz der Kunst ganze Zeitalter beherrschten, und dem Grundtypus, das Grundgesetz für das Heilverfahren gaben. So wenig wie die Theorien und Ideen von dem Wesen der Krankheit und den Gesetzen ihrer Erscheinung Erzeugnisse der menschlichen Willkühr und Geschöpfe des Verstandes sind, eben so wenig sind es die verschiedenen Heilmethoden und Systeme der practischen Medizin, wie sie als Gesetze der Kunst in den verschiedenen Zeitaltern walteten. Es waren die Erzeugnisse einer höhern Ahnung, einer geheimnißvollen tiefen Erkenntniß von den Anlagen und Wesen das Lebendigen, von den innern Trieben, die in seinen Bewegungen walteten, und in abnormen Metamorphosen und Anlagen zur Entwickelung drangen; es war die ahnende Einsicht von dem Bedürfnisse des Lebens, von der Richtung, in welcher dieses zur Entwickelung strebte und zur Sättigung seines drängenden Bildungstriebes; es war das Resultat einer tüchtigen Erfahrung, hervorgegangen aus einem echten Kunstgefühl, in dessen Seele der Character und das Bedürfniß des cosmischen, tellurischen und organischen Lebens zur Anschauung kam, wenn auch nicht zur klaren Entwickelung und freiem Selbstbewußtseyn. Geister dieser Art sind die Spiegel der Zeiten; in solchen Erfahrungen kommen die höhern, allgemeinen Formen und Charactere des Lebens zur geistigen Erscheinung und zur Selbsterkenntniß ihres Wesens, zum Bewußtseyn ihres Strebens; in ihnen kommen zur geistigen Offenbarung die hohen Anlagen, Triebe und Bedürfnisse des Lebens, sie enthalten die Grundelemente und wesentliche Gesetze für die heilende Kunst.

Erfahrungen dieser Art geben die Grundlage für die Hauptmethoden der Praxis, wie sie eine Reihe von Jahren hindurch ganze Geschlechter als Kunstgesetze galten und angemessen den Anlagen und Bedürfnissen des Lebens für die kranke Natur ergänzend, erquickend und wohlthätig waren. Es sind dieß die Cardialmethoden und Grundgesetze aller Heilung, der Grundtypus aller practischen Kunst, wie sie unter Umständen für alle Geschlechter und Zeiten gelten, wo nur immer, sey es im Einzelnen oder im Ganzen, in den Krankheiten der Zeiten, in den epidemischen der Völker und Geschlechter, in den besondern der Individuen, die Anlagen und Methamorphosen wiederkehren, wo sie angemessen sind dem Streben und den Bedürfnissen des getrübten organischen Lebens. Es sind dieß die Erfahrungen, wie sie sich offenbart den großen Meistern der Kunst, in deren Geist die Weltseele und die Charactere des cosmischen und tellurischen Lebens zur Anschauung, zum Bewußtseyn kamen, und wie in ihren unsterblichen Werken aufbewahrt sind die Cardialmethoden der Heilung, die ewigen Grundtypen der Praxis. Nur bei den Erfindern lernt man diese kennen, nur bei ihnen darf man die wahren Elemente practischer Weisheit suchen; nicht mit glänzenden Theorien und willkührlichen Hypothesen trieben sie prunkenden Götzendienst, nicht ergötzten sie sich an dem heillosen Treiben der blinden, kurzsichtigen Empirie, sie waren echte Priester des heilenden Gottes, sie waren begeisterte Seher und lebendige Organe der Natur und ihrer heilenden Kraft. Wenn auch das Heilverfahren des Hippocrates, des Sydenham, des Stahl nicht unbedingt und als feste Regel für alle Zeitalter gilt, so ist darin doch immer der Grundtypus der Praxis enthalten, indem im Ganzen und im Einzelnen zu allen Zeiten Krankheitsanlagen und Metamorphosen vorkommen werden, wie die Heilmethode jener Meister als Grundgesetz der Kunst feststehen wird. So wenig die Praxis wie das Leben fügt sich der starren, todten Regel, es folgt dem Gesetze der innern selbstständigen Bildung, es nimmt in sich auf die Bewegungen und Veränderungen, in deren Cyclus das Leben der Natur sich entfaltet. Wer es erfahren, wie das kranke Leben zu Zeiten in dem Sturm der Krankheit mit Nachsicht und Schonung behandelt seyn muß, wie man mit Ruhe und Geduld ohne störende Eingriffe den Gang und die Bewegungen der heilenden Naturkraft beobachten und abwarten muß, wie so, ohne alle äußere Bestimmung, die Natur selbstständig aus innerer Kraft sich in die Genesung wendet, und die Geschichte der Krankheit im gesetzlichen Cyclus beschreibt, der wird in den Werken des Hippocrates, in seinen lebendigen Krankheitsgeschichten die Art kennen lernen und die Wege, warauf die Natur aus eigner Kraft die Krankheiten heilt. Wer es ferner lernen will, wie man das in willden und stürmenden Bewegungen aufgereizte Blutsystem mäßigen muß, wie zu dämpfen ist die im Arterienblut aufbrausende Gluth der Entzündung, wer Uebung erlangen will in der kräftigen und geschickten Handhabung des Apparatus antiphlogisticus, der wird bei Sydenham Belehrung und Befriedigung finden. Denn immer und zu allen Zeiten werden die Cardialmethoden unter bestimmten Verhältnissen gelten als die Grundgesetze der Kunst, weil sie angemessen sind und entsprechend den ursprünglichen und wesentlichen Anlagen, als den Elementen aller organischen Entwickelung und Metamorphosen.

* * *

Wir fassen zuerst Sydenham's Theorie von dem Wesen und der Geschichte der Krankheit in den allgemeinsten Andeutungen auf.

Sydenham drang mit tiefem Seherblick in das innere Wesen der Krankheiten ein, und ahndete sehr richtig die Bedeutung wenigstens von der einen Seite der Richtung der krankhaften Metamorphose; seine Einsicht in das Wesen des Fiebers, in das Streben, in die innern Bewegungen der Natur, womit diese gegen die fremde Gewalt des Fiebers kämpft, ist die wahre und ganz der Natur gemäße. Das Fieber ist ihm ein Streben der Natur zur Entfernung und Ausscheidung des Krankheitsreizes, eine organische Reaction gegen die wilde Action eines rohen Bildungstriebes zur Homogeneisirung, Assimilation oder eine Bewegung zur Ausscheidung des Heterogenen und des vermöge seiner Heterogeneität schadhaften. Das Fieber hat seine Arzney und sein Gegenmittel in sich selbst, in den organischen Bewegungen und Reactionen des Lebens, die es durch seinen heterogenen Reiz hervorruft und anregt, in den Gegenwirkungen der organischen Natur gegen den rohen, elementarischen Fieberreiz, welche zum Wesen des Fiebers gehört, in dieser polaren Gegenwirkung zur Ausgleichung der Heterogeneitåt und Spannung. Hiemit war die Einsicht in das Wesen des Fiebers, und in das Gesetz der innern Bewegung seines Processes begründet. Es ward erkannt in seiner wahren Bedeutung als das Erzeugniß und zugleich als das vermittelnde zwischen der polaren Spannung, worin das Leben gekommen durch die Heterogeneität des organisch-basischen und des elementarisch-anorgischen Pols. Daß dieß das Wesen des Fiebers sey, hatte Sydenham richtig erkannt, wenn auch nicht mit deutlichen Worten ausgesprochen. Dieß beweißt schon die Art und Weise, wie er die Entstehung des Fiebers erkennt und deutet, aus den Einflüssen der allgemeinen Natur, wie er seinen genetischen Zusammenhang ahndet und nachweißt mit den allgemeinen Bewegungen im Leben der Erde, mit den Umläufen, in denen das cosmische Leben sich bewegt. Aus den Eingeweiden der Erde, aus den metallischen und mineralischen Dünsten ihres Innern steigen die giftigen Einflüsse auf, welche Krankheiten und Seuchen erzeugen, aus den Gestirnen kommen die bösen Reize herab, welche das organische Leben zu krankhaften Bewegungen und Metamorphosen erregen.

Wer erkennt hierin nicht das Gesetz des polaren Verhältnisses zwischen dem organischen und cosmischen Leben? Aus diesem fließt in den epidemischen Anlagen der Saame des Fiebers in den Organismus über, und erregt, als fremder, heterogener Reiz eine heftige Gegenwirkung, eine Reaction und mit ihr ein Streben das Heterogene zu assimiliren, das Giftige auszuscheiden, und so durch die Kochung und Homogeneisirung die Crisis, d. h. die Verähnlichung oder Ausscheidung des rohen Saamens zu bewirken. Aus äußern Einflüssen, giftigen Reizen, und aus innern Stockungen erzeugen sich Gährungen, als Zeichen der innern Reaction und des Strebens zur Assimilation und Ausscheidung des Giftigen und Schadhaften. Diese Vergiftungen des Organischen durch die cosmischen Einflüsse, durch die giftigen Dünste der Erde bezeichnen in den Krankheiten das Stadium der Rohheit; die Reactionen der Natur, des Organischen gegen das Heterogene, dargestellt in dem Aufbrausen, in den Gährungen des Bluts und der Lebenssäfte, giebt den Zeitraum der Kochung im Verlaufe der Krankheit; die Ausgleichung der Spannung, der Heterogeneität zwischen den cosmischen und organischen Pol, die Verähnlichung und Ausscheidung ist das Wesen der Crisis, und das Zeichen der Wiedergeburt des Organischen in der Genesung. So faßte Sydenham die Bedeutung des Fiebers auf, und so zeigte er das Wesentliche in den organischen Reactionen und Metamorphosen gegen den vergiftenden, heterogenen Fieberreiz, so ist das Fieber nur ein Versuch, eine Bewegung der organischen Natur zur Ausgleichung der Spannung, zur Verähnlichung des Heterogenen und zur Ausscheidung des Giftigen und Schadhaften.

Die Art wie hier das Wesen des Fiebers erkannt, wie das Innere in seinen Reactionen, Bewegungen, in seiner Geschichte und in seinen Bestrebungen in den verschiedenen Stadien des Verlaufs aufgefaßt ist, giebt die wahre Theorie. Auch die Bedeutung der verschiedenen Zeiträume ist wichtig und mit tiefem Sinne gewürdigt, denn der Verlauf des Fiebers ist seinem Wesen nach nichts Anders, wie die Geschichte von der organischen Ausbildung, Entwickelung und successiven Verähnlichung des heterogenen, cosmischen Fieberreizes durch organische Reaction und Metamorphose, von der Ausgleichung der Spannung zwischen dem universell-cosmischen und dem individuell-organischen Leben. Dieß ist die echte und wahre Theorie des Fiebers, hervorgegangen aus einer reinen, einfachen, unbefangenen Anschauung der Natur, und aus dem Auffassen des Ganges, den alles Lebendige in seiner Entwickelung nimmt. Empfängniß eines heterogenen Saamens aus äußern Einflüssen, Homogeneisirung, Verähnlichung desselben und daraus hervorgehende neue Zeugung (hier die Crisis), sind die einfachen Elemente, woraus das Fieber zusammengesetzt ist, und welche es in seinen Zeiträumen, in seiner Geschichte beschreibt; dieß ist die einfache Art der Anschauung, wie die Natur sie giebt. Diese Theorie ist völlig rein und ungetrübt, weil sie ganz frei von willkührlichen Hypothesen und nichtssagenden einseitigen Begriffsbestimmungen ist. Es giebt nur eine Theorie, weil es eine Wissenschaft giebt; diese ist das Wesen der Natur selbst, wie sie zur geistigen Offenbarung sich erhebt, ihre Form muß um so höher und edler seyn, je reiner und freier die Natur im Geiste zum Selbstbewußtseyn kommt; hierin liegen die Keime aller Theorie. Aus diesen Keimen muß alle Theorie sich hervorbilden, wo sie das Wahre treffen und zeigen, und nicht in Erdichtungen ausarten will und Gespenster zur Anschauung bringen statt des Innern und Wesentlichen in den Erscheinungen. Mit freiem Geiste soll die Theorie die Natur in ihrer höchsten Thätigkeit anschauen, in geistigen Gesetzen ihre Entwickelungen und Metamorphosen erfassen, und darstellen wie nach stetigen Gesetzen in einem unendlichen Zusammenhange, in einer absoluten Continuität ihre Erscheinungen entstehen. Das Element von Sydenhams Theorie war der reine Natursinn, freie Naturanschauung war der Keim, woraus seine Ideen und Erfahrungen sich bildeten, und daher waren diese gebauet auf dem wesentlichen Princip der Wissenschaft, und fest gegründet in dem Grunde und in den Elementen aller wahren Theorie, somit echte Erfahrungen, indem sie aus Ideen gebildet und in Ideen zurückgebildet waren.

Sydenham war kein Gegner der Theorie und wissenschaftlichen Forschungen nicht abhold; das höchste Prinzip aller Theorie trug er in seiner Seele, sie war das Organ, woraus sich lebendig seine Erfahrungen erzeugten, die echte Lehren der Natur und des Lebens waren, weil sie in Ideen wurzelten und aus wissenschaftlichem Grunde sich entwickelten. Wo er, wie an manchen Stellen seiner Werke, die Theorie schilt, und den falschen Geburten der Phantasie sich feindlich beweißt, da meint er die falsche und verkehrte, die in willkührlichen Hypothesen gegründete, die aus leeren und todten Reflectionen des Verstandes hervorgegangen, und jene trübe hiedurch geblendete Phantasie, die Gespenster sieht statt des wesentlichen Geistes an den Dingen. Wie konnte auch Sydenham die wahre und höhere Phantasie wohl verwerfen und tadeln, dieß wesentliche und große Element des Geistes, was so wesentlich und innig verbunden seiner Seele war, und vermöge welcher er für ewige Zeiten geweihet ward als Erfinder, als wahrer Priester des heilenden Gottes? Ohne Phantasie wird nimmer der Geist das Wesen der Natur und ihre Gesetze erfassen, denn sie ist gerade das Organ, worin der höhere Natursinn zum Bewußtseyn, zur Anschauung kommt, sie die Natur selbst im Geiste reflectirt. Aber es ist hier nicht die Rede von jener niedern Phantasie, die da in nebelnder Dämmerung, im geistigen Halbdunkel lebt, die Irrlichtern folgt und in düstern Träumen sich verirrt, es ist jene höhere Phanthasie, nicht die Gabe der Berechnung des irdischen, niedern Verhältnisses an den Dingen, nicht der Maaßstaab der Begriffe und des Verstandes zur Deutung an den Erscheinungen, sie rechnet nicht in Zahlen und combinirt nicht mit todten Formeln, sondern sie rechnet mit Ideen, und ist die höhere Combination der Vernunft, immer aufsteigend höhere und allgemeinere Formen zusammensetzend, bis in einem geistigen Gesetz das Wesen, der Geist der Erscheinung sich aufschließt. Wie das Ahnden vorausgeht der Erkenntniß, das innere geistige Schauen vor der Klarheit der Idee, so die Phantasie vor und mit der

Vernunft, so das innere, geheimnißvolle, verschlossene Schauen der Dinge vor ihrer geistigen und wissenschaftlichen Entwickelung. Sydenham strebte mit ganzer, voller Seele die Natur zu erfassen, ihr inneres Gesetz zu ergründen, sein reines Gemüth gab sich mit frommem Sinn ganz der Anschauung hin, frei von 'allen Fesseln einer einseitigen Schulbildung, eines todten Begriffes, trat in seiner Seele jener höhere, göttliche Naturinstinct hervor, der überall die dunklen und geheimnißvollen Pfade des Lebens erleuchtet, wo der Verstand nur verwirrt und blendet, der dort auch noch das Forschen im unbewußten Zuge leitet, wo man nicht mehr erkennen, nicht einmal mehr errathen, sondern nur noch erahnen kann. Vernunft und Ideen müssen die Phantasie leiten und beherrschen, damit sie sich nicht verirre in leere Träumereien und Empfindeleien, nicht in das kindische Tändeln mit dunklen, mystischen Gefühlen und Sprüchen, sie muß den untersuchenden Verstand beleben, damit er nicht in Stumpfheit ausarte.

Bacon von Verulam war das Vorbild und Muster, nach welchem Sydenham sich bildete; beide drangen auf echte genaue Erfahrung, auf die sorgfältigste und strengste Anschauung und Durchforschung des Einzelnen, der genauesten Eigenthümlichkeit und Bestimmtheit an den Dingen, aber beiden entging auch die Einsicht nicht, in den innern Grund aller lebendigen Bewegung und Entwickelung, in den innern Zusammenhang und in die unendliche Continuität, welche alle einzelne Erscheinungen in einer höhern, lebendigen Einheit verknüpft. Eine Naturphilosophie forderten beide mit strengem Ernst, als das innere, geistige Band, um die Erfahrungen in die höhere Form der Idee umzubilden, und zur Klarheit der Erkenntniß zu bringen. Das Erfassen und Anschauen der einzelnen Dinge in ihrer Besonderheit, in ihrer innern Wesenheit und in der strengen Eigenthümlichkeit ihrer Form, muß sicher zur Wissenschaft und zur klaren Erkenntniß führen, weil es fortschreitend vom Niedern zum Höhern zuletzt auf das Gesetz der innern Entwickelung kommt, und wie es in diesen Gesetzen der Verwandlung zu der Einsicht davon gelangt; daß jede Erscheinung, als Eigenthümliche, nur an der Stelle und zu der Zeit entstehen kann, wo die Erfahrung sie hinstellt und wie diese es angiebt. Aus dem unendlichen Zusammenhange, aus der lebendigen Continuität der Erscheinungen unter sich ist das Wesen jeder eigenthümlichen und besondern zu deuten, und aus der Stelle, welche sie einnimmt in der Reihe der unendlichen Kette, ist ihre Natur und ihre Bedeutung zu verstehen. Dieß ist das Element der wahren Erfahrung, die nicht mit groben Organen sinnlich an der Oberfläche tastend herumfühlt, sondern deren Blick in die Tiefe, in die innerste und wesentlichste Eigenthümlichkeit der Dinge dringt und in ihrem Zusammenhange mit dem Ganzen, in ihrer Wurzel in einer höhern Einheit genetisch erfaßt und so ihre Bedeutung versteht.

Wie treffend und umfassend Sydenham den lebendigen Zusammenhang ergriff, der in lebendiger Continuität die Erscheinungen zu einer höhern Einheit verknüpft, und die Entwickelung des Einzelnen nur aus dem Gange des Ganzen erfaßt, das beweiset seine Lehre von dem Wesen der Epidemien und allgemeinen Krankheitsconstitutionen, worin er deutlich es ausspricht: daß der Umlauf des Ganzen sich auch in den Entwickelungen des Einzelnen wiederhole, und daß die Anlagen in jenem als Metamorphosen in diesem sich nachbilden und organisch darstellen. Die Idee von dem Zusammenhange alles Lebendigen, von der Einheit des cosmischen, tellurischen und organischen Lebens in einer Wurzel und in denselben Elementen einer Genesis ist hier in deutlichen Worten ausgesprochen,

gesprochen, und somit der Grund aller wissenschaftlichen Ansicht der Krankheit und ihrer Genesis auf festen Elementen gebauet. Alle Zeitalter haben das Vermögen allgemeiner epidemischer Einflüsse zur Erzeugung der Krankheiten erkannt, aber keiner mit einer größern Klarheit und Sicherheit wie Sydenham, keiner hat in sicherern und festern Zügen die Geschichten der Epidemien und der Gesetze ihrer Umläufe beschrieben. Die epidemische Constitution ist ihm die gemeinschaftliche Wurzel, woraus zu einer Zeit alle besondern Krankheitsformen sich entwikkeln, der Grundstamm, worin alle krankhaften Metamorphosen zusammenhangen und worauf sich alle, als auf ihre höhere Einheit, als auf das Gesetz ihrer Genesis beziehen. Wie die einzelnen besondern Krankheiten des Individuums an dem Leibe desselben festsitzen und hängen wie eigenthümliche besondre Organismen, als Aftergewächse von besonderem Leben, so die einzelnen Formen der Epidemien und Seuchen als die Reflexe, worin die Anlagen und wahren Bildungstriebe des elementarischen und cosmischen Lebens in krankhaften organischen Formen sich bilden, und als organische Metamorphosen sich wiederholen. Die cosmische, epidemische Constitution ist nicht die Ursache und der Grund von den Seuchen und Epidemien, sondern beide sind gleichzeitig und eins in einer höhern Einheit, in einem allgemeinern Grunde in dem Gesetze der Polarität des Lebens, wonach das Cosmische seine Anlagen bildet, und in dessen Gesetz der Organismus sich in seinen Formen verwandelt, so daß das, was dort als allgemeine Anlage, als bildungsfähiger Lebenstrieb erscheint, hier in materiellen Metamorphosen, in krankhaften organischen Formen, in den Epidemien sich entwickelt.

Wie im einzelnen Entwickelungsgange des individuellen Lebens jede Lebensperiode, als ein besonderer Cyclus, im höhern Bildungsgange des Organismus, seine besondern Krankheiten erzeugt, als Zeichen von seinen innern

Metamorphosen und Entwickelungen, so auch in den besondern Zeiten der Ausbildungsepochen der Erde, so wie, in einer noch allgemeinern Beziehung, in dem größern Cyclus des Universums, der Entwickelung des Menschengeschlechts. In diesem lebendigen Zusammenhange des cosmischen, tellurischen, und organischen Lebens und ihren gegenseitigen Bewegungen und Metamorphosen ist zuerst die Idee von dem Wesen der allgemeinen stehenden Krankheitsconstitution, von der Diathesis stationaria, und hernach auch die von dem epidemischen climatischen Elemente der Krankheitsgenesis begründet. Jene enthält mehr das allgemeinere, höhere Element, das Cosmische, oder das Weltgeschichtliche der Entstehung der Krankheiten, wie diese hervorgehen aus cosmischen Anlagen und Metamorphosen im universellen Leben, als Entwickelungsformen auf den verschiedenen Bildungsstufen des Menschengeschlechts, aus allgemeinen weltgeschichtlichen Verhältnissen. Die Epidemie erzeugt sich aus einem mehr untergeordneten Elemente, aus den Metamorphosen im Leben der Erde, aus den abnormen, mehr begrenzten Anlagen besonderer Völker, sie geht nicht auf das Ganze des Menschengeschlechts, sondern erscheint mehr räumlich und zeitlich beschränkt, indem sie die Ausbildungsepochen der Erde in einzelnen begrenzten Epochen und engern Kreisen, und die Anlagen in den Entwickelungen einzelner Völker beschreibt, aber nicht umfaßt den allgemeinen, cosmischen Cyclus, in dem die Entwickelung des Menschengeschlechts sich bewegt und von der niedern Form der Verwandlung in die höhere fortschreitet.

Der Morbus stationarius ist keine in sich abgeschlossene, besondere, umgrenzte Form, sondern eine allgemeine, rohe, bildungsfähige Anlage, ein immaterielles Krankheitselement, was den Keim zu mannigfaltigen Metamorphosen-Arten in sich trägt, und was sich in einer vielseitigen Richtung, in mannigfaltigen Formen darstellen kann. Diese Diathesis stationaria ist nicht in den engen Kreislauf einzelner Lehren eingeschlossen, sondern ihr Umlauf hat einen größern Umfang und sie durchläuft als herrschende Krankheitsanlage, in ihrer Entwickelung eine Reihe von mehreren, von 6, 10, 15 Jahren, bis sie von einer andern höhern Diathesis aufgenommen und verschlungen wird. Zur Zeit der Dauer der Herrschaft einer allgemeinen Diathesis stationaria nehmen alle Organismen den Saamen und die Anlage in sich zur organischen Entwickelung auf, der ihrem Wesen analog und angemessen ist, alle Krankheitsformen, die in dieser Zeit entstehen, es seyen epidemische oder sporadische, individuelle, bilden in ihrer besondern Form dem Character nach, der der Anlage und dem Wesen der cosmischen Diathesis identisch, entsprechend ist. Daher kommt es, daß zu dieser Zeit die verschiedenartigsten Formen und besondern Species der Krankheit alle einen höhern, allen gemeinschaftlichen Character tragen, die Beziehung auf eine höhere, mehr allgemeine Wurzel, als den gemeinschaftlichen Grund, dessen Anlage und Wesen im Innern aller Metamorphosen herrscht. Dieser Einfluß beschränkt sich nicht auf die acuten Krankheiten allein, sondern er verbreitet sich auch über die mannigfaltigsten, besondern Formen der chronischen Krankheit. Hierin ist es ferner begründet, warum ein und dieselbe besondere Krankheitsform, eine bestimmte Seuche in einer gewissen Reihe von Jahren, nach einem mehrjährigen Umlaufe in einem ganz andern Character erscheint, der so auffallend verschieden ist, ja fast der entgegengesetzte von dem, der dieselbe Krankheit zu einer andern Zeit, in einer frühern Epidemie bezeichnete und entwickelte. Der Grund hievon liegt darin, daß in diesen verschiedenen Jahrgängen und Zeiträumen die herrschende Diathesis stationaria eine andere, verschiedene war, und daher auch einen andern Character in den organischen Metamorphosen setzte. Dieß beweisen die Epidemien der Pocken, des Scharlachs, des Typhus, welche zu den verschiedenen Zeiten einen verschiedenen Character entwickelten, aber immer den, der in Zusammenhang steht mit der allgemeinen cosmischen Anlage. Die treuen Geschichten der Epidemien, welche uns Sydenham zurückgelassen, beweisen dieses, wie in den verschiedenen Jahrgängen ein und dieselbe Krankheit in einem so verschiedenen Character sich zeigte; z. B. die Variolae regulares von 1667 — 68, die irregulares, anomalae von den Jahren 1674 — 78. Hieraus ist es auch ferner zu deuten, woher eine und dieselbe Krankheit allgemein in einer sehr gutartigen, gefahrlosen Form verläuft, während dieselbe in andern Jahrgängen einen heftigen Character entwickelt und in bösartigen Zusammensetzungen und bedeutsamen Formen erscheint. Eben so hinwiederum bleibt eine und dieselbe Krankheitsepidemie, für alle Jahre, für eine Reihe derselben sich gleich, und in ihrer Form und Character der ursprünglichen Anlage treu und analog; weil für diesen Zeitraum die allgemeine Diathesis stationaria sich nicht verändert, sondern dieselbe stehende und herrschende bleibt.

Der Morbus stationarius ist **genetisch verschieden** von dem Morbus annuus, von der Diathesis annua; diese hat nicht das cosmische Element der Genesis, sondern ein **mehr untergeordnetes**, beschränkteres; sie hängt von den climatischen, tellurischen Veränderungen und Anlagen ab, die das Leben der Erde **in den verschiedenen Jahreszeiten** und in ihren Uebergängen bilden. Das tellurische Leben mit seinen Einflüssen, weder übermäßige, anhaltende Hitze noch Kälte, weder Nässe noch Trockenheit, auch nicht der grellste Wechsel der Witterung **hat das Vermögen, eine Diathesis stationaria zu erzeugen, nur in den höhern cosmischen Metamorphosen hat diese ihre Bedingung.** Aber im

Gegentheil steht der Morbus annuus, wie der besondere, niedere Cyclus unter dem allgemeinern, höhern, unter der Herrschaft und Bestimmung der Diathesis stationaria; die Krankheiten der Jahreszeiten folgen in der Bildung ihres besondern Characters dem allgemeinen Zuge der Diathesis stationaria und bilden diejenige Anlage in der organischen Form aus, welche dem Wesen von dieser homogen und identisch ist. So zeigen die Krankheiten des Frühlings und des Herbstes in ihren Eigenthümlichkeiten den Character, den die herrschende Diathesis als allgemeines Gesetz und Bildungstrieb dem organischen Leben für seine Metamorphosen vorschreibt. So stellte Sydenham seine Morbos nervos und autumnales in Abhängigkeit von dem höhern cosmischen Elemente, und unterschied sie nur als eigenthümliche Formen nach der Zeit ihres Entstehens, und dem Einfluß, den die verschiedene Witterung in den verschiedenen Jahrszeiten auf sie äußert.

Die genetische, wesentliche Verschiedenheit der Diathesis stationaria, des cosmischen Krankheitselements, von der Epidemie, dem epidemischen erkannte Sydenham richtig, wenigstens in treffender Ahnung. Daher lehrte er: daß die Entstehung des Morbus stationarius und der allgemeinen Epidemien nicht allein zu erklären sey aus dem Wechsel und der Beschaffenheit der Witterung, sondern er setzte ein höheres Element voraus. Nicht die Hitze, auch nicht die Kälte, weder die Nässe noch die Trockenheit erzeugt eine Epidemie, denn in den Jahren, die in Rücksicht der Witterung von der verschiedenartigsten, entgegengesetzten Beschaffenheit sind, entstehen und herrschen allgemein ganz dieselben Krankheiten mit demselben Character und denselben Zufällen. Es muß also eine höhere Bedingung seyn, worin dieß gegründet. In den Epidemien und ihren Charactern, als den Entwickelungen der höhern Diathesis stationaria in der niedern, untergeordneten Form, in einem mehr irdischen beschränkten Kreise, ist zugleich das Wesen der stehenden Constitution und das Substrat, die organische Grundlage für die Verschiedenheit ihrer Arten und Charactere angedeutet. Denn im Frühling bis auf die Hitze des Sommers ist die Natur in ihren Reactionen selbstthätig und stark, in kräftigen Gegenwirkungen unterwirft sie den giftigen Einfluß, daher sind in dieser Zeit alle Krankheiten gutartig und leicht, die krankmachenden Naturkräfte wirken schwächer als die innern, organischen, heilenden. Daher kommen hier nur leichte Entzündungskrankheiten vor, schnell und sicher heilbare Wechselfieber, oft nur Tagesfieber als Febres depuratoriae, weil die Natur im Frühling so sehr einer Reinigung bedarf, und geneigt ist zur Verjüngung der Lebenssäfte und der organischen Materie. Mächtiger sind die allgemeinen cosmischen und tellurischen Naturgewalten und ihre giftigen Einflüsse im Spätsommer und Herbst, daher schwächer, kraftloser die innern Reactionen, daher die Krankheiten heftiger, bösartiger, von höherer Bedeutung, verwickelter in ihren Zufällen, und unordentlicher in den Stadien des Verlaufs, in den Zeiten der Entscheidung. Deswegen werden hier leichter die Systeme des höhern Lebens ergriffen, und es entstehen die mehr zusammengesetzten höhern Krankheitsformen, die nervösen, pestartigen Fieber; aus den metallischen Dünsten der Erde entsteht zu dieser Zeit in einem einzelnen Kreise und in einer beschränktern Zeit oft ein giftiges Miasma, welches böse Ruhren, Faulfieber und allerlei Arten von colliquativen und zersetzenden Metamorphosen in der organischen Materie erzeugt, die sich um so leichter entwickeln, je kraftloser die innern Reactionen gegen das Giftige sind, und je mehr dieses der organischen Naturkraft überlegen ist. Die Bedeutung des Miasma ward richtig gestellt: als ein giftiger Einfluß von anorgischer, tellurischer Abkunft, nicht aus einem innern organischen Element, daher der enge Kreis seiner Wirksamkeit, sein beschränktes Ausbreitungsvermögen über einen kleinen Raum und während einer kurzen Zeitepoche, da es verschwindet mit der giftigen Beschaffenheit der Jahrszeit, welche die Bedingung seiner Entstehung und seiner Dauer enthielt. Hierin ist seine wesentliche, genetische Verschiedenheit von dem Contagium gegeben, welches immer das organisch-thierische Element der Genesis hat, nicht aus anorgischen Einflüssen entsteht, sondern aus den Verwandlungen der thierischen Materie selbst, und welches seinen Verlauf beschreibt und durchgeht parallel dem höhern, freiern Cyclus des organischen Lebens, daher unbeschränkter der Zeit und dem Raume nach.

Wie jede besondere Krankheitsform ihre selbstständige Erscheinungsweise hat, eine Zeit ihrer Entstehung, ihrer Blüthe, ihres Vergehens, wie sie ihren eigenthümlichen Lebenslauf und besondere Perioden ihrer Ausbildung durchläuft, so auch die Diathesis stationaria und ihr mehr reelles, materielles Abbild die Epidemie, nur diese mehr in einem allgemeinern, höhern Umlauf, jene in einem mehr besonderen. Denn wie jede besondere Krankheit ist auch die stehende Constitution und ihre untergeordnete Form die Epidemie ein lebendiges, selbstständiges Gewächs von eigenthümlicher Natur, gerade wie die einzelne Pflanze und das Thier: wie jene als Aftergewächs sich entwickelt aus dem besonderen, individuellen Leibe, so ist diese gewachsen an dem Stamm des allgemeinen Lebens der Natur und der Erde, haben die Elemente ihrer Genesis in den allgemeinen Verwandlungen des cosmischen und tellurischen Lebens, wie jene in den innern, besondern des individuellen und in den Perioden seiner leiblichen Ausbildung. Die Epidemie hat in ihrem Verlaufe dieselben Stadien, welche die besondre Krankheit, als Heilungs- und Ausbildungsproceß der Natur gegen den äußern giftigen Einfluß, durchläuft: den Zeitraum der Entwickelung, des Werdens, oder der Anlage, des Wachsthums, der Rohheit, der Kochung, und der Crisis der Ausgleichung der Spannung, der organischen Assimilation des Rohen und der Ausscheidung des Giftigen. In den Perioden der Entstehung, der Blüthe, der Abnahme und des successiven Vergehens kehren diese Stadien in der epidemischen Krankheit zurück. In der ersten Periode einer jeden Epidemie sind mehr die undeutlichen, unbestimmten Zeichen einer immateriellen, allgemeinen Krankheitsanlage ausgebildet; sie hat auch keinen bestimmten, selbstständigen organischen Character, noch keine feststehende Form, noch keinen sichern Bildungstypus gewonnen; die Zufälle sind noch nicht in bestimmten Zügen und festen Umrissen gezeichnet, sie deuten mehr auf eine allgemeine, immaterielle Krankheitsanlage, und zeigen noch nicht die Entwickelung in einer bestimmten Form. Daher sind die epidemischen Krankheiten in der ersten Zeit ihres Entstehens so leicht täuschend und trügerisch, weil die allgemeinen Zeichen keine zuverläßige Deutung zulassen, daher muß man im Anfange in der Praxis das Gesetz der größten Vorsicht beobachten, und sich wohl hüten, durch kühne und entscheidende Mittel den Gang der heilenden Natur zu unterbrechen, und die Reactionen derselben störend in eine falsche Richtung zu leiten. Hier muß die Kunst zögern und abwarten, und wohl wahrnehmen und berechnen das was nützet oder was schadet. Erst späterhin im weitern Verlauf entwickelt sich die Epidemie bestimmter, bildet einen eigenthümlichen Character, und die allgemeine Diathesis erscheint in einer festern Form, dann erst treten die eigenthümlichen Zufälle deutlicher hervor, in einem festen Character und regelmäßigern Typus. Am innern Grade der Heftigkeit der Zufälle, und in äußerer räumlicher Ausbreitung nimmt die Epidemie zu im weitern Gange, so daß im Zeitraum auf der Höhe derselben nicht bloß die meisten Kranken vorkommen, sondern daß auch zuerst die Krankheit ihren höchsten Grad erreicht, am meisten bösartig und lebensgefährlich ist. In dem Zeitraume der abnehmenden Epidemie kehrt der unbestimmte, gutartige Character zurück, und sie erlöscht nach und nach auf eben die Art, wie sie anfing, indem sie zuletzt weniger und nur in einzelnen, seltenern Fällen, als ausgebildete Krankheitsform hervortritt, sondern sich mehr als allgemeine Krankheitsanlage zeigt, als eine eigenthümliche Reizbarkeit, Spannung, Verstimmung der Organismen ohne feste Form, ohne zum Ausbruch einer wirklichen, bestimmten Krankheit zu gelangen.

Wie Sydenham das Wesen der Krankheit und ihrer Anlagen und Epidemien mit tiefem Blicke erfaßte, so erkannte er zugleich auch mit scharfer Unterscheidung die Eigenthümlichkeit und die abgeschlossene Selbstständigkeit in der Individualität der einzelnen Formen. Keinesweges war er befangen und verblendet von der einseitigen Ansicht, als sey die Krankheit etwas Widernatürliches, etwas dem organischen Wesen absolut Fremdes und Feindseliges. Im Gegentheil erkannte er sie als einen besondern Organismus von einem eigenthümlichen Leben, als ein lebendiges Geschöpf, was wie die Pflanze und das Thier eine selbstthätige Entwickelung hat, und feste, organische Gesetze ihres Entstehens, ihres Lebenslaufs durch bestimmte Perioden und Bildungsstufen hindurch und ihres Vergehens. Das Seminium morbi ist ein lebensfähiges, organisches Wesen, ein roher lebensvoller Bildungstrieb, der aus dem cosmischen oder tellurischen Leben im Organismus zur Entwickelung kommt, und der eben durch den Krankheitsproceß, durch die organischen Reactionen die er erregt, ausgebildet und durch die Crisis in das organische Wesen aufgenommen und seiner Form homogeneisirt wird. Es giebt bestimmte Geschlechter und Arten der Krankheit, wie von den Thieren und Pflanzen, es giebt so verschiedene Grundformen als Grundsysteme im Organismus, so mannigfaltige Species als einzelne Organe. Die Krankheiten wachsen aus dem Menschenleib, wie die Moose, die Pilze an denen der Pflanze. Eine genetische Naturgeschichte der Krankheit ist eben so Bedürfniß, als eine der Pflanzen und der Thiere; alles kommt auf die Genauigkeit, auf die Schärfe der Zeichnung und Beschreibung an, und auf die Kenntniß der Gesetze von dem Zusammenhange des cosmischen, tellurischen und organischen Lebens, als dem Elemente aller Krankheitsgenesis.

So einfach und fest Sydenhams Ansicht von dem Wesen der Krankheit und ihrer Geschichte war, auf so einfachen Ideen war auch seine Heilmethode gebauet. Sie war ganz der Natur angemessen, denn nach Naturgesetzen war sie entworfen, aus strenger, genauer Beobachtung war sie hervorgegangen. Die Natur ist der feste Grund, worauf alle Heilung ruhet, die organische Kraft das starke Element, was das erste und ursprüngliche bei jeder Heilung ist; die Natur wacht und ist thätig überall, sie entscheidet alle Krankheiten, und sie hat die Macht über alle geistige Einflüsse des cosmischen und tellurischen Lebens; in eignen Bewegungen und Umläufen bildet sie den rohen Saamen der Krankheit aus, und macht das giftige Element freund dem organischen Wesen und gleich seiner Materie. Wer die heilende Naturkraft ehrt, wer ihr Streben in ihren Verwandlungen und Umläufen zum Heile der Kranken erkennt, zu deuten und zu leiten weiß, der hat das wesentliche Princip und den Grund aller Heilung verstanden. Nur die Natur heilt, nicht die Arzney, durch die organischen Reactionen derselben wird diese erst zum Heilmittel gemacht. Das Einfachste ist oft das beste Heilmittel, alles das was die innere Naturentwickelung stört und hemmt, wirkt böß, man darf nicht mit heftigen Mitteln auf die Organe und Wege einwirken, wodurch die Natur die Crisis bewirken will. Die Natur wirkt selbst zu ihrem Besten, man kann diese Wirkung nicht erzwingen, man muß sie nur in die Richtung leiten, und in den Umlauf, in welchen die Entscheidung erfolgt. Das Wesen der Krankheit, die Art der organischen Reactionen, und die Umläufe in denen sie sich entwickeln zeigen diese Wege. Viel kommt auf die Natur der Organe an, welche vorzüglich von der Krankheit getroffen sind, auf den Grad und das Verhältniß der Heterogeneität des Krankheitsreizes zu der Natur des Organs, denn hiervon hängt es vorzüglich ab, ob die Natur sich allein helfen kann aus innrer Kraft, ob die Reactionen stark und hinreichend genug sind zur Ausgleichung der Heterogeneität und zur Ausscheidung des Giftigen und Schadhaften, oder ob sie zu träge und zu schwach sich entwickeln im Vergleich zu der Macht des Krankheitsreizes und daher der Unterstützung und Hülfe bedürfen, der Ergänzung und Belebung. Im Allgemeinen gilt hier das Gesetz: daß je heterogener der schädliche Reiz der Natur des ergriffenen Systems oder Organs ist, desto schwerer auch die Entscheidung erfolgt, indem die Naturkraft zu sehr gebunden und unterdrückt ist von der feindlichen Gewalt, und daß die Assimilation und critische Verwandlung desto schwieriger ist, je heterogener die Krankheit erzeugende Potenz. Das Hauptgesetz der Praxis ist immer und überall: ruhig den Gang der Natur zu beobachten, die Richtung zu verfolgen, welche die Reactionen zur Entscheidung nehmen, ihre Entwickelung nicht durch gewaltsame Eingriffe zu stören und der heilenden Naturkraft zu vertrauen. Je einfacher das Verfahren, desto besser; heftige, zusammengesetzte Mittel sind gefährlich, sie empören das schon in abnormer Reizung ausschweifende Leben, sie spannen noch mehr das schon Ueberspannte an, sie erzeugen schlimme Versetzungen und Zusammensetzungen der Krankheit. Man bemühe sich nicht voreilig und unzeitig ein Symptom zu beschwichtigen, dieß läßt von selbst nach wenn es Zeit dazu ist, oft ist es Zweck der Natur und seine Erzeugung das nothwendige Mittel der Heilung und zur Entscheidung wesentlich; durch seine Unterdrückung stört man die Crisis. Man hüte sich im Zeitraum der Rohheit und der Kochung starke, entscheidende Mittel zu geben, wie überhaupt alles zweckwidrig und gefährlich ist, was man unternimmt, vor der Zeit eine unvollkommene und unreife Crisis gewaltsam hervorzubringen. Die Ausgleichung und Ausscheidung des rohen Saamens der Krankheit erfolgt von selbst, wenn er erst reif geworden und durch die organischen Reactionen vollkommen organisirt und verähnlicht ist. Bei den Arzneyen kommt Alles darauf an, daß sie zur rechten Zeit verordnet werden, in dem Augenblicke wo sie Bedürfniß der Natur sind, wo die Reactionen die Ergänzung fordern, wo die stockende, gebundene Kraft der Belebung, oder wo die übermäßig gespannte und sich concentrisch bewegende der Mäßigung und Beruhigung bedarf. Nichts ist gefährlicher in der Praxis als die Voreiligkeit, durch Uebereilung und hitzige Beschleunigung des heilenden Ganges der Natur bringt man Störungen, Versetzungen hervor, und verwandelt die gutartigste Krankheit in die bösartigste. Ihrem Wesen nach und von Natur sind die bösartigen Fieber selten, die durch Kunst gemachten desto häufiger, und zwar hat die Voreiligkeit in dem Heilverfahren, das Rasche und Ungestüme, die meiste Schuld; es entstehen so die bösen Zusammensetzungen der von Natur einfachen Krankheit mit schlimmen Symptomen, weil die ganze Gewalt der Krankheit, in ihrem Umlauf, in ihrer Entwickelung unterbrochen, sich auf innere, edle Organe wirft. So werden manche, an sich gutartige Epidemien durch die Kunst in die tödtlichsten Seuchen umgeändert. Man lasse sich nicht zum voreiligen Handeln verleiten durch den stürmenden Ausbruch eines dringenden, heftigen Symptoms; oft ist dies gut und nothwendig, und die gefahrvollsten, heftigsten Zufälle gehen oft unmittelbar einer glücklichen Entscheidung voraus, als die Zeichen von den kräftigen Aufregungen der Natur zur Homogeneisirung und Ausscheidung des giftigen Reizes, dieß ist die Bedeutung der Molimina critica; wer diese Symptome, die nur dem Scheine, nicht dem Wesen nach bösartig sind, hemmt, der unterdrückt die Crisis, und legt dadurch den Grund zu gefahrvollen Zusammensetzungen und zu der Entwickelung neuer Krankheiten.

Man muß das rechte Maaß zu halten wissen in allen Dingen, man muß die Eigenthümlichkeit in den besondern Formen erkennen, und die wesentlichen Richtungen und Umläufe an den Erscheinungen beobachten, wenn man ihre Zwecke und Bedürfnisse kennen lernen will. Der Zusammenhang in den Erscheinungen der Natur, die Umläufe in ihren Bewegungen und Lebensäußerungen sind die Zeichen von ihrem Heilstreben, von ihren Anstrengungen zur Verwandlung und Ausscheidung des Giftigen und Schadhaften. Diesen zu folgen, sie zu leiten, zu beleben, zu ergänzen, oder die zu sehr ausschweifenden zu beruhigen und zu mäßigen ist die Aufgabe der Lehre von der Erziehung und Wartung des kranken Lebens. Einfach sind die Gesetze wie die der Natur, schonend und milde müssen die Mittel seyn, denen man die Ausführung vertrauet. Aus dieser Idee entstand die so sehr einfache, schonende Heilmethode Sydenham's, denn das Naturgesetz war ihm das Hauptprincip. Milde, einfache Mittel reichen aus, eine zweckmäßige Diät führt oft sicherer und schneller zum Ziel als die wirksamste Arzney, und diese schadet zur unrechten Zeit mehr als sie nützt. Die richtige Zeitbestimmung ist die Haupsache. Man hüte sich vor allem, vor Uebereilung und Uebertreibung, man nehme die Umläufe wahr, ihre Bewegungen und die Zwecke, worauf sie gehen. Was man zur rechten Zeit thut, das ist wohlgethan; das zu frühe und zu späte Handeln bringt Unglück. Man achte auf das Begehren, auf die instinktartigen Regungen und Triebe der Natur, sie geben der Kunst bedeutsame Winke und zeigen auf das was gerade Bedürfniß ist der schmachtenden Natur, was zu ihrem Wohl, zu ihrer Erquickung dient. Man lösche den brennenden Durst und versage dem Durstigen nicht das labende Getränk, man gestatte soviel eines leichten, abkühlenden, erfrischenden Getränks, als nur immer der Kranke verlangt, aber man sehe auf die zweckmäßige Beschaffenheit desselben, daß es nicht reizend ist und erhitzend, sondern immer abkühlend und erfrischend, angemessen der Natur der Krankheit. Die instinctartige Sehnsucht, das anhaltende Verlangen des Kranken leitet hier am sichersten, und zeigt auf das was der Natur Noth thut und ihr heilsam ist. Vor allem verhüte man, daß der in wilder Gluth und Hitze des Fiebers sich verzehrende und seine Kraft erschöpfende Kranke noch mehr erhitzt werde durch ein verkehrtes Verhalten; man verwahre ihn vor allem Heißen und Erhitzenden, vor allem, was die schon durch die Krankheit erhitzte und aufgereizte Natur noch mehr aufregt und anspannt. Bei der Behandlung aller hitzigen Krankheiten sey die Hauptsorge auf ein abkühlendes, kaltes Verhalten gerichtet, alle äußern Einflüsse auf den Kranken müssen von der kühlenden Natur seyn. Dieß gilt bis zur Zeit der sich entwickelnden Entscheidung. Man vergrabe den Kranken nicht in warmen Betten, man erhitze ihn nicht durch heiße Zimmer und durch das Zudecken und Verhüllen in heißen Kleidern und Betten. Man halte ihn in den Zeiträumen der Rohheit und der Kochung außerhalb des Bettes, und lasse ihn, wenn es die Kräfte und Zufälle erlauben, sich frei bewegen; wo die Witterung günstig ist und es sonst angeht bringe man den Kranken aus der warmen Stube in die frische, freie Luft, oder man sorge doch dahin, daß die Luft in dem Zimmer oft erneuert werde durch Lüftung und Oeffnen der Fenster. Denn das frühzeitige warme Verhalten und die Uebertreibung desselben bringt im Verlaufe der Fieber die gefahrvollsten Zusammensetzungen und die bösartigsten Zufälle hervor: Entzündungen des Gehirns mit der wildesten Phrenitis, mit den heftigsten Rasereien, Entzündungen in den Lungen und in den Umgebungen des Herzens und der großen Gefäße mit der fürchterlichsten Angst, Unruhe, Beklemmungen und Erstickungsanfällen sind die häufigen Folgen; Alles was erhitzt und reizt, vermehrt den entzündlichen Organismus des Bluts, macht es von scharfer desorganisirender Beschaffenheit, und daraus entwickeln sich die dunkelrothen Purpurflecken, die Petechien, die in den Fiebern von so böser Vorbedeutung sind.

Wo nur immer im Verlaufe der hitzigen Krankheit die Herzstärkung, das Cardiacum gefordert und angezeigt ist, da hüte man sich ja vor der Anwendung der reizenden, hitzigen Arzneien, der sogenannten Schweiß- und Gifttreibenden Mittel, der Alexipharmaca, der feurigen und geistigen. Diese erhitzende Methode hat viel Unglück gebracht, und manche Epidemie zur bösartigsten Seuche umgeschaffen. Ein einzelnes Symptom, so dringend und quälend es auch ist, darf nicht die Anzeige des Cardiacums bestimmen, am allerwenigsten die scheinbare Lebensschwäche, denn diese ist nur Folge einer gebundenen, unterdrückten Kraft, nicht einer erschöpften, sie ist der Ausdruck von der gehemmten freien Lebensbewegung, welche der Krankheitsreiz erzeugt. Wo man ein Cardiacum geben will, da verordne man eins von der mildesten, sanftesten Beschaffenheit, das ohne zu reizen, ohne aufzuregen, erquickt, und den Umlauf der Lebensbewegung freier und leichter macht. Die Dosis von einem erfrischenden, kühlenden Safte, von einem nicht hitzigen, gewürzhaften Wasser, von einem milden, sanften Wein, ein erfrischendes Getränk mit Wein und Citronensaft ist oft hinreichend und sehr erfrischend. Alles Scharfe, Reizende, Erhitzende ist schädlich, das Spirituöse muß man vor Allem meiden.

In der Reihe der herzstärkenden Mittel für die Fieberpraxis steht das Opium oben an; wer dieses große Mittel will handhaben lernen, der muß zu Sydenham gehen; keiner hat es besser verstanden, kräftiger und zur rechten Zeit das Opium zu verordnen als er, und deswegen hat er mit demselben auch so Großes ausgerichtet in dem bösesten Zustande. Das Opium ist ein Cardiacum von der mildesten, sanftesten Natur, es bringt Erquickung und Stärkung ohne zu reizen und aufzuregen, es mäßigt und beruhigt die wilden Lebensbewegungen, es besänftigt das zu heftige Aufbrausen des Bluts, hebt die Wallungen auf, und dämpft die wilde Gährung und hitzige Gluth des Bluts. Es beruhigt den Erethismus, die aufgeregte Spannung im Gehirn und Nervensystem, und verhält oder entfernt so die Entstehung der heftigsten und gefahrdrohenden Gehirn- und Nervenzufälle. Die Zeit für das Opium in den hitzigen Fiebern ist die, wo die Kochung und Gährung ihre Höhe erreicht, wo die Krankheit zu ihrem Gipfel aufgestiegen ist, und die Heftigkeit der Reactionen, das Stürmische der Zufälle, die Lebhaftigkeit in den Bewegungen der Natur den wahren Zeitraum der Entscheidung anzeigen. Man gebe das Opium nicht zu früh, nicht bevor es Noth thut, die Zeit wo die Entscheidung naht, wo der giftige Reiz der Natur zu den stärksten Gegenwirkungen anregt, und diese in den heftigsten Reactionen erschöpft, wo die wilden und ausschweifenden Lebensbewegungen die Entwickelung der Crisis verzögern, wo das Nervenleben sich in zwecklosen Anstrengungen verzehrt, da bedarf die Natur der Unterstützung, und da ist der rechte Augenblick für das Opium gekommen. Es versteht sich von selbst, daß vor seinem Gebrauch die Krankheit, wie es ihrem ursprünglichen Wesen zukommt, behandelt werde, daß man das Aderlaß und das Purgans vorher gehörig angewandt hat, und dem Opium nun die letzte Entscheidung anvertrauet. Nach einem Aderlaß, nach der Wirkung eines Purgans, wo es angezeigt war, entwickelt das Opium viel leichter und kräftiger seine Wirksamkeit. Ein Zufall darf seinen Gebrauch nicht bestimmen, nur die Zeit und der Character des ganzen Zustandes. Ein heftiger Schmerz, ein anhaltendes Erbrechen, nicht zu hemmende Durchfälle, sind nicht immer die Anzeigen zu seinem Gebrauch, ob sie gleich oft seine Verordnung fordern; die Zeit im Verlauf ist vor allem zu würdigen, wie die Molimina critica sich in heftigen Gefahr drohenden Symptomen zeigen, da ist seine rechte Anzeige. Vorzüglich leitet hier der Zustand des Gehirns und Nervensystems, jemehr deren Leben beeinträchtigt, gebunden und gehemmt ist von der Krankheit, je mehr unterdrückt und gelähmt ist seine Kraft und ihre Entwickelung durch die Gewalt der Krankheit, und je mehr sein Leben sich erschöpft in zu ausschweifenden, wilden Bewegungen und Reactionen, desto dringender ist die Anzeige zum Opium; als äußere Zeichen sind hier vorzüglich zu beobachten: eine große innere Angst und Unruhe, ein unruhiges, heftiges, ungestümes, ängstliches Wesen, ein Habitus tremulentus, ein unruhiger, zitternder, kleiner Puls u. s. w. und vor allem der Status phreniticus, oder der Zustand einer sehr gespannten und aufgereizten Gehirnthätigkeit.

Bei der Fieberpraxis ist vor allem wichtig die genaue Erfassung und Beobachtung des Wesens der Diathesis stationaria, und ihres Characters, den sie in ihrer niedern Form, in der epidemischen Krankheit nach- und ausbildet, da die stehende Constitution in dieser sich spiegelt. Die Charactere sind verschieden in den verschiedenen Epidemien, daher paßt ein Heilverfahren, was in einer Zeit sich heilsam und zweckmäßig erwies, in einer bestimmten Krankheitsform für diese nicht zu einer andern Zeit; was gut ist in der einen Epidemie, und zu einer Zeit, das ist bös zu einer andern. Jede besondre Epidemie will behandelt seyn, wie jede individuelle Krankheit, denn sie hat einen eigenthümlichen Character, ihre besondere Lebensweise und Gesetze ihres Verlaufs. Für jede Epidemie muß das Heilverfahren ein besonderes seyn, es muß erst erfunden werden aus derselben und für dieselbe. Die Norm und die Idee giebt das Wesen der allgemeinen stehenden Diathesis, indem jede Epidemie als die niedere, untergeordnete Form derselben die Natur davon in sich aufnimmt, und organisch reproducirt. Das cosmische Leben, die Diathesis stationaria, erzeugt die Anlage zu den Epidemien, und bildet die natürliche Beschaffenheit des irdischen Lebens zum eigenthümlichen Krankheitsstand aus, sich in seinen krankhaften Metamorphosen materiell darstellend. So ist in ihm das erste, wesentliche Princip aller Heilung und ihrer Gesetze gegründet.

Als Muster für das Heilverfahren in den Entzündungskrankheiten gilt Sydenham's Lehre für alle Zeiten, und stehen seine Grundsätze festbegründet als Elemente und Gesetze der Praxis. In der Handhabung des Apparatus antiphlogisticus war er Meister, und er verstand es vor allem, dem kranken Leben zu helfen und die Krankheiten sicher und schnell zu heilen, welche aus einer übermäßigen Anspannung und wilden Ausgelassenheit des Blutsystems, aus wildem Feuer und Aufbrausen des Bluts entstehen. In der Behandlung der Entzündungskrankheiten hatte er eine Sicherheit und Zuverlässigkeit erlangt, welche allein nur eine tüchtige und vielfach geprüfte Erfahrung geben kann. Aber die antiphlogistische Heilmethode war zu dieser Zeit noch diejenige, welche Bedürfniß des Lebens war, angemessen der herrschenden Diathesis stationaria, und ihrer inflammatorischen Natur. Entzündung und Anlage zu entzündlichen Metamorphosen der organischen Materie, zu excentrischen Spannungen und ausschweifenden Bewegungen im Blutgefäßsystem, war das herrschende Krankheitselement dieser Zeit und ihrer Anlage. Wie unter allen Epidemien diejenige den festesten, regelmäßigsten Verlauf, den am deutlichsten ausgezeichneten und feststehenden Character hat, und am wenigsten zu Complicationen geneigt ist, welche das Element ihrer Genesis in der Diathesis inflammatoria und die Entzündung zu ihrem Wesen hat, so war dieß auch der Fall zu den Zeiten Sydenham's, wie seine Beobachtungen, seine Geschichten und sein Heilverfahren es beweisen. Die Entzündungen und die Fieber von der synochalen Natur haben vor allen einen festen, sichern Gang in ihrer Ausbildung, einen regelmäßigen Character, bestimmte Perioden, einen ordentlichen Typus im Verlauf und das Gesetzmäßige in den Entscheidungen. So auch die Epidemien aus diesem Wesen. In allen Krankheiten jener Zeit war das Wesen der Entzündung das Bildungselement, und der Character, welcher in allen krankhaften Metamorphosen der vorherrschende war. Die Entzündung war die allgemeine Grundlage; das Arteriensystem und das Blut, die arteriösen Gebilde und Organe waren der Heerd, worin zunächst die cosmische Krankheitsanlage empfangen, und wo der Saame ursprünglich ausgebildet wurde. Auch die Exantheme, selbst die Pest zeigten den entzündlichen Character, wenngleich getrübt und entstellt durch die Besonderheit der eigenthümlichen Form und in deren Bilde. Das wesentliche Princip und zugleich das der

Heilung war die Entzündung und die Antiphlogosis. Reichliche, wiederholte Blutentziehungen, das abkühlende Verfahren und das kalte Verhalten, der Aufenthalt außer dem Bett und der Genuß der frischen Luft, antiphlogistische Laxiermittel, viel dünnes, kühlendes Getränk, das Opium zur Zeit der Noth, in dem Augenblick der Entscheidung und wo gefahrvolle Zufälle die Crisis einleiteten und begleiteten, waren die Hauptmittel in dem Heilverfahren. Mit dem Aderlassen war Sydenham dreist und sicher, auch mit starken Gaben des Opium, wo es Noth that, denn er liebte nicht die halben Maasregeln und wußte es wohl, daß zur Zeit, wo ein Mittel angezeigt ist, es auch immer in starken Gaben vertragen wird, und ohne Noth und Anzeige muß man lieber gar Nichts thun als das Verkehrte und Unzeitige.

Wie die allgemeine stehende Krankheitsconstitution während ihrer Dauer zwar ihrem Wesen nach durch eine Reihe von Jahren sich gleich bleibt, so ist sie doch durch die Veränderungen im niedern climatischen, tellurischen Leben mancherlei Metamorphosen unterworfen, die aber keinen bestimmenden Einfluß auf das Wesen der Krankheit haben, sondern mehr die Beschaffenheit der Form und formelle Modificationen betreffen. Denn das cosmische Leben enthält nur das Wesen, die allgemeine Anlage, ihre reelle Ausbildung und organische Entwickelung ist den irdischen Gesetzen der organischen, individuellen Metamorphose unterworfen. Wenn gleich für eine bestimmte Zeit ein Grundsystem, ein Organismus das Bildungfähigste ist, das was in der vollsten und vor den andern in der üppigsten Entwickelung steht, weil die Anlage im cosmischen Leben es begünstigt und deswegen in ihm üppige Bildungstriebe erregt, und weil es eben hiedurch zugleich am krankheitsfähigsten wird, vor allem empfänglich zur Aufnahme und Entwickelung des cosmischen Einflusses, so macht es doch einen Unterschied, in welchen Organen vor allen übrigen das Leben dieses Systems in erhöheter Anlage gesteigert ist. Hievon hängt die nähere Bestimmung der besondern Form der Krankheit ab und die Eigenthümlichkeit der einzelnen Epidemien. So beobachten wir eine und dieselbe Diathesis stationaria zu den verschiedenen Zeiten ihres allgemeinen Umlaufs in den verschiedenen Perioden desselben, die in mancherlei besondern Krankheitsformen erscheinen, je nachdem die Metamorphosen sich ursprünglich und vorherrschend mehr in diesen oder mehr in jenen Organen und ihrem verschiedenen Character gemäß, entwickeln. So beschreibt Sydenham eine und dieselbe stehende Constitution in den verschiedenen Epidemien nach ihren Perioden: wie sie sich hier mehr darstellte unter der allgemeinern Form einer Affection des ganzen Arteriensystems, ohne ein bestimmtes örtliches Leiden, als allgemeines Gefäßfieber, als die Synocha continens, wie die Diathesis dort mehr die Organe der Respiration, oder des Schlundes, oder des Darmcanals, oder der Haut ergriff, erscheinend als Pleuritis, Pneumonie, Angina, Ruhr oder in den Exanthemen; sein Seherblick erkannte in diesen mannigfaltigen besondern Formen das innere gemeinschaftliche Wesen, ihre höhere Beziehung zu der stehenden Diathesis und ihrem Zusammenhang mit dem cosmischen Leben und dessen Anlage. Dieß war die Diathesis inflammatoria, als das stehende Grundelement der Krankheitsbildung. Daher galt für alle diese Formen die Methodus antiphlogistica und ihre Idee als Gesetz und Grundprincip der Praxis.

Wie unter allen Krankheiten die aus dem Blutgefäßsystem, die von der arteriellen Bildungsstufe und die aus dem Elemente der Entzündung, die festeste, beständigste Form haben, einen zuverläßigen Typus, gesetzliche Perioden in ihrem Lebenslauf und eine Regel in der Entscheidung, so hatten auch zu Sydenham's Zeiten die herrschenden Krankheiten einen festen Verlauf, einen regelmäßigen Bildungstypus und eine zuverläßige Art der Entscheidung. Die Form war in bestimmten festen Zügen gezeichnet, der Character eigenthümlich in den Zeichen ausgedrückt, der Verlauf einfacher, weniger verwickelt und zusammengesetzt, der Verlauf zwar heftig, dringend und stürmisch in den Reactionen, doch regelmäßig, ohne heimtückische Verwickelungen und anomale Erscheinungen. Weil zu dieser Zeit das physische Leben überhaupt einfacher und regelmäßiger war, der Natur getreuer, weniger verwöhnt durch künstliche an- und abspannende Genüsse und Reize. Die empfindsamen Zeiten der vorherrschenden Sensibilität, waren noch nicht gekommen, daher hatte das sensible Element und die Nervenspannung noch nicht die Macht über den Verlauf der Krankheiten und zur Hervorbringung anomaler Symptome, Nervenzufälle und Hirnleiden solcher Verwicklungen, ein Verhältniß, was in einer spätern Zeit den Verlauf der Krankheiten so sehr störte, ihre Form so vielfach verwickelte, entstellte und trübte. Auch die Organe der Verdauung, das Gallen- und gastrische System, war in einem natürlichern Lebensverhältnisse, es war nicht an- und abgespannt in seiner Kraft, noch nicht in künstlich gereiztem Zustande durch zu üppigen, zu schwelgerischen und fremdartig reizenden Genuß, daher trat in den Krankheiten die Verwickelung mit dem Status gastricus weniger und seltener hervor, die, dem ursprünglichen Wesen analoge Form entstellend und verwirrend. Das Entzündliche erschien reiner, einfacher, ungetrübt von dem sensitiven oder gastrischen Elemente; so war der Character der Krankheit einfacher, fester, so die Erkenntniß, die Voraussagung zuverläßiger, das Heilverfahren sicherer. Was im Innern war und wirkte, das stellte sich in den äußern Reactionen deutlich dar, man wußte was zu thun war, und hatte keine heimliche, verborgen schleichende Zusammensetzung zu fürchten.

Zwar kamen auch schon zu Sydenham's Zeiten Fälle vor, wo die Krankheiten und Epidemien in einer zusammengesetzten Form auftraten, wo sich gefahrvolle Nervenzufälle, Affectionen des Gehirns und des Nervenlebens oft unerwartet und plötzlich entwickelten, oder wo schnell in eine tödtliche Erschöpfung, in eine ohnmächtige Schwäche das Leben dahinsank, wo die organische Materie in colliquativen, gangränösen Auflösungen sich zersetzte, mit einem Worte, wo der Status nervosus, pernitiosus oder putridus in seinen bedeutsamen Zeichen erschreckend sich aufstellt, aber diese bösen Zusammensetzungen und schlimmen Zeichen waren weniger Symptome des in seinem Innern so tief und ursprünglich angegriffenen Lebens, sie standen weniger im Zusammenhang und Beziehung mit der ursprünglichen cosmischen Anlage und dem Wesen der Krankheit, sondern waren mehr die Folgen eines verkehrten Heilverfahrens, eines falschen Verhaltens, es war die Malignitas artificialis. So entstand die Phrenitis bei dem ursprünglich einfachen anhaltenden Fieber, so die Petechien und Purpurflecken, so der Blutharn und die Todesschwäche, so die colliquativen Schweiße und die Friesel, so die böse Congestion und die Convulsionen, so die innere Angst und Beklemmung, die Zufälle der bösesten Lungenentzündung mit den Zeichen der Ausschwitzung, des Hydrothorax acutus, im Verlaufe der ursprünglich einfachen Exantheme und Entzündungsfieber, als unmittelbare Folge eines falschen, verkehrten Heilverfahrens, des unzeitigen, voreiligen Eingreifens mit starken, gewaltsamen Mitteln, des heißen Verhaltens, der erhitzenden Behandlung, des Mißbrauchs der scharfen, reizenden, sogenannten gifttreibenden Arzneien, der Alexipharmaca die eine naturwidrige Theorie als Specifica angepriesen. Diese Wuth mit dem unzeitigen, ausschweifenden und vorschnellen Gebrauch der hitzigen Reizmittel hat um so mehr Unglück gebracht, je widersprechender ihre Wirkung dem Wesen der Krankheit, dem Entzündlichen war, und je heterogener und feindseliger ihr Einfluß bei der schon durch die Krankheit so gereizten und angespannten Stimmung des Lebens.

Wenn Sydenham auch nur einen Character, eine Grundform der allgemeinen cosmischen Anlage, die Diathesis stationaria, erkannte und erlebte, weil er vorzüglich und ausschließlich zu seiner Zeit diese in lebendiger Entwickelung und epidemischer Ausbreitung beobachtete, so ahnete er doch mit prophetischem Seherblick das höhere Gesetz ihres Umlaufs, und die innere wesentliche Grundverschiedenheit derselben, wenn er auch die Gesetze davon nicht deutlich erkannte. Daher nimmt er die stehende Constitution nicht in einer beschränkten, untergeordneten Idee, er erkennt nicht an ihre Abhängigkeit von dem niedern, beschränkten, irdischen Elemente des Lebens, er erfaßt ihre Genesis und ihren Zusammenhang mit einem allgemeinern, höhern Princip, mit dem cosmischen Leben, ihre Beziehung mit dem gemeinschaftlichen, unendlichen Grunde aller Erscheinung und alles Lebens. Nicht das epidemische Element, nicht die tellurischen, climatischen Einflüsse, nicht die giftigen Dünste und Reize der Erde, sind die Ursache der Krankheiten und der Epidemien, sondern beide haben einen gemeinschaftlichen, höhern Grund, beide haben ihre gemeinsame Wurzel in einem höhern Elemente, worin sie enthalten. Die krankhafte Anlage und Stimmung im Organismus ist nicht Wirkung und Folge einer epidemischen irdischen Metamorphose, sondern beide sind gleichzeitig und in einem Grunde zusammenhängend, das eine Ausdruck von der allgemeinen Qualität, von dem Grundcharacter des Lebens in der cosmischen, das andre in der organischen, in der thierischen Form. Die Revolutionen im Leben der Erde, die Erdbeben und Wasserfluthen, die Vulkane und Stürme, sind nicht Ursachen der Epidemien und Seuchen, sondern nur Ausdrücke und Symptome von den krankhaften Metamorphosen und Bewegungen der Erde, wie die Epidemien die Zeichen und Zufälle von denen im Organismus. Die Hunger- und Mangeljahre, der Mißwachs, das krankhafte, kümmerliche Gedeihen des Getreides und der Früchte, der Mehlthau, die Schwärme von Heuschrecken, die mancherlei Aftergebilde und krankhaften Metamorphosen in der Pflanzenwelt, erzeugen und veranlassen keine Epidemien, sondern sind mit ihnen gleichzeitig, von demselben Wesen und der gleichen Bedeutung. Es sind krankhafte Metamorphosen in der Form des vegetabilischen Lebens, es sind Zeichen und Symptome von den im Pflanzenreiche herrschenden Epidemien und Seuchen; daher meist Vorzeichen und Vorläufer von einer bevorstehenden Epidemie im Gebiete des thierischen Organismus. Deswegen gehen Jahre des Mißwachses, oder des zu üppig wuchernden Bildungstriebes im vegetativen Leben so häufig den Epidemien in der thierischen Welt, als diese vorausanzeigend vorher. Aber diese Seuchen sind nicht Folgen des Mißwachses und der schadhaften Früchte, sie haben nicht ihre Ursache darin, sondern sind in spätern, höhern Entwickelungen einer und derselben Anlage nur dort in der vegetativen, hier in der thierischen Form. Nicht das Mutterkorn ist die Ursache der sogenannten Kriebelkranheit, sondern dasselbe, was jene krankhafte Metamorphose und üppige, schadhafte Mißbildung in der Pflanze hervorbringt, das bedingt zugleich im thierischen Organismus die Anlage zu jener besondern Krankheitsform, zu der eigenthümlichen Verstimmung und Metamorphose im thierischen Organismus. Dieß ist die Bedeutung und die Idee von der höhern cosmischen Krankheitsanlage, wie sie in der Diathesis stationaria, in der allgemein stehenden Krankheitsconstitution sich ausspricht.

In Behandlung der acuten Exantheme steht Sydenham's Methode so herrlich und erfolgreich da. Die Geschichten der Epidemien der jüngsten Zeit haben die Wahrheit seiner Ansicht von dem Wesen dieser Krankheitsformen und die darauf gebauete Heilmethode bewahrt und verbürgt. Alles was eine tüchtige Erfahrung gefunden, jede Idee von dem Wesen der Erscheinung, wie sie der Natur getreu, wenn auch nur in dunkler Ahnung von einem erfahrenen Seherblick erfaßt, wird sich für alle Zeiten wiederholen und das Leben wird ihre Wahrheit bethätigen. Welches Unheil eine kümmerliche Ansicht vom Leben und von der Krankheit, eine einseitige Theorie und eine Methode der Heilung, die der Verstand daraus entwickelt, hervorbringen, das haben die Epidemien der hitzigen Exantheme in der neuern Zeit, vorzüglich die des Scharlachs und des Typhus nur zu deutlich bewiesen und in dem Unglücke bestätigt, was die Praxis bei der Behandlung dieser Krankheiten in so vollem Maaße erfahren. Daß Sydenham's Idee von dem Wesen der Exantheme die richtige war, zeigt der Erfolg seines Heilverfahrens, daß fest davon die Ueberzeugung ihm geworden, bewies die Zuversicht, womit er in der Praxis auftrat. Mit Recht verwirft er die Hypothesen und einseitigen Theorien, er dringt auf echte Erfahrung, er zeigt das Unglück was als Folge entsteht, wenn man diese Krankheitsformen in einer andern Idee auffaßt, und danach in entgegengesetzter Richtung das Heilverfahren regelt. Der falsche Begriff von dem Wesen der Bösartigkeit und von der Art ihrer Genesis in den hitzigen Exanthemen hat dem Menschengeschlecht mehr Opfer gekostet, als selbst die Erfindung des Schießpulvers. Die Zeichen des Status pernitiosus verleitete zu der falschen Ansicht von Lebensschwäche, zu dem Glauben an eine Erschöpfung der Naturkraft, und verführte zu dem unglücklichen Gebrauch der erhitzenden, reizenden Mittel, zu den Gift austreibenden, Schweiß befördernden Methoden. Dasjenige was unmittelbare Folge und Zufall eines hohen und heftigen Grades einer Entzündung in innern edlen Organen war, wurde als Lebensschwäche angesprochen und als solche behandelt. Die schon durch heftige Reactionen und durch heterogene Metamorphose aufgeregte und angespannte Naturkraft wurde durch hitzige Mittel noch mehr überreizt, überspannt, und so mußten die heilenden Reactionen in Lähmung erlöschen, und die organisirende, critische Metamorphose sich in brandigten und colliquativen Auflösungen verzehren.

Allen Zufällen und Zeichen, die im Verlaufe der Exantheme sich entwickeln, liegt ein und dasselbe Wesen zum Grunde, alle gehen aus einem innern Lebenszustande hervor, dessen Grundelement die Entzündung ist. Wenn auch immer in seiner äußern Form dieser Zustand sich in verschiedenartigen Zügen und Zufällen darstellen mag, sich in verschiedenen Verwandlungen entwickeln, so bleibt sich sein inneres Wesen doch überall gleich; was jene Veränderungen und Modificationen hervorruft, das hängt nicht von innern, nothwendigen Gesetzen ab, sondern mehr von zufälligen, äußern Verhältnissen. In dieser Rücksicht muß man wohl beachten den verschiedenen Zeitraum im Verlaufe der Exantheme, als wonach ihr äußeres Bild und ihr organischer Character sich verändert, ob die Entzündung erst im Entwickeln, oder schon in der Blüthe ist, oder ob sie wohl gar schon den Ausgang in materielle Metamorphosen genommen; ferner die eigenthümliche Richtung, welche die Krankheit verfolgt, die Arten der Zusammensetzung, wozu sie gerade vorzüglich sich neigt; hier kommt ferner viel darauf an, wie die individuellen Verhältnisse sind, in welchem Lebensalter der Kranke steht, und welche Organe gerade zur Zeit am bildungs- und krankheitsfähigsten sind, oder in welchen die Diathesis annua gerade am meisten die Anlage zur Entwickelung krankhafter Metamorphosen begünstigt. Hierin sind die Normen und Ansichten gegeben, woraus man die eigenthümlichen, zufälligen Veränderungen an den Exanthemen deuten kann, aber in keinem Falle muß man die Idee aufgeben von der innern Einheit des Wesens bei der Verschiedenheit der Charactere und Formen. Denn die Entzündung als ein allgemeines, rein innerliches und immaterielles Krankheitselement, kann, wie die allgemeinen Naturelemente überhaupt, sich in der Mannigfaltigkeit der Metamorphosen und in der unendlichen Fülle der Lebensformen verschiedenartig entwickeln.

Gerade dem Zustande und den Zufällen in den höhern Formen der Exantheme, aus denen man die Gefahr und ihre böse Bedeutung hernimmt, und die man aus lähmungsartiger Lebensschwäche erklärt, die man als bösartig deutet, liegt ein höherer Grad und eine höhere Qualität von Entzündung zum Grunde, und zwar einer Entzündung in den edelsten Organen, wodurch eben in diesen die organische Naturkraft gebunden wird, und dem Anscheine nach in ihren Reactionen gelähmt zu seyn scheint. Aus dieser irrigen Ansicht ließ man sich, von dem Gespenst der Lebensschwäche verblendet, zu dem unglücklichen Gebrauch des hitzigen Cardiacum's verleiten, und that gerade das Entgegengesetzte von dem was zu thun war; man wandte die unheilbringende reizende Methode an, wo die strengste Antiphlogosis angezeigt war; man griff zu den hitzigsten Reizmitteln, wo starke Blutausleerungen und die kräftigste Abkühlung das Bedürfniß des ohnmächtigen Lebens waren. Gerade zu dieser Zeit und bei diesen bedeutsamen Symptomen ist der Apparatus antiphlogisticus und die Kälte in ihrer höhern Form, im ganzen Umfange dringend gefordert; der Status encephaliticus und nervosus, der perniciosus und putridus sind hier keineswegen Gegenanzeigen der Venaesection, sondern im Gegentheil geben sie die unbedingte und strengste Anzeige dazu, denn ihr Wesen gründet sich auf Entzündung und gerade auf der höchsten Form derselben im Gehirn- und Nervensystem. Je heterogener und feindseliger das Element der Entzündung dem Gehirnleben und der Nervenmaterie ist, desto schneller und leichter erliegt die organische Reaction der feindlichen Gewalt, desto gewisser entstehen organische Metamorphosen und auflösende Colliquationen im Gehirn und in der Nervenmaterie, wobei schnell in diesen Centralgebilden die Naturkraft in tödtliche Lähmung dahin fällt oder in brandigten Colliquationen, in fauligten Zersetzungen der thierischen Materie sich verzehrt. Ein dreister Aderlaß, die kräftigste Anwendung des Apparatus antiphlogisticus sind hier die einzigsten Mittel, um aus diesem Zustande der Verzweiflung, aus dieser Nähe des Todes das Leben zu retten, und jene tödtlichen Verderbnisse in seinem Centralorgane zu verhüten.

Wo nur immer im Verlaufe der Exantheme, es sey der Blattern, des Scharlachs, der Masern, des Typhus, im Anfange, auf der Höhe oder am Ende der Krankheit, sich ein Zustand der sogenannten Bösartigkeit entwickelt, wo Zufälle entstehen, die auf ein tiefes und bedeutendes Leiden im Gehirn- und Nervenleben hindeuten und die organischen Bewegungen in diesen Gebilden unterdrücken, oder in eine ausschweifende, verkehrte Richtung ableiten, da giebt ein dreistes Aderlaß oft das Mittel einer glücklichen Entscheidung. Wo im Verlaufe der Exantheme, es sey in welchem Zeitraum es wolle, sich nur immer eine innere Angst und Unruhe einfindet, ein scheues, wildes Wesen und Aussehen, ein ängstliches Herumwerfen im Bette, oder wo wilde Rasereien sich einfinden mit Convulsionen und Krämpfen, wo plötzlich ein kurzer, enger Athem mit Beklemmung und Erstickungsanfällen auftritt, wo mißfarbige Exantheme und Petechien erscheinen, wo Bluthusten und Blutharn sich zeigt, wo die wildesten Delirien mit Sopor wechseln, wo partielle, triefende Schweiße den Kranken erschöpfen, wo die Pulse sehr schnell, gespannt, unordentlich schlagen, wo eine innere Gluth die Organe verbrennt; da ist ein böser Ausgang zu fürchten, da ist die Gefahr ganz in der Nähe, und nur die kräftigsten Maasregeln der Kunst können hier das sich erschöpfende Leben bergen, und die in Lähmung dahinsinkende Kraft beleben und ergänzen, indem man die gebundene löset und befreiet von der unterdrückenden, giftigen Gewalt der Entzündung. Hier ist die Zeit zu einem dreisten und kräftigen Aderlaß, hier ist es Bedürfniß, das in heißer Gluth sich verzehrende Leben abzukühlen und durch Kälte zu erfrischen. Aber hiebei versäume man auch wieder nicht die gleichzeitige Anwendung der Mittel, welche theils das zu angespannte, zu wilde und ausgelassene Nervenleben zu beruhigen, das sich in unmäßigen, wilden Bewegungen aufreibende zu besänftigen, theils die sich erschöpfende und in krampfhaften Anstrengungen verzehrende Gehirn- und Nervenkraft zu beleben und zu ergänzen vermögen. Diese Aufgabe löset vor allen Mitteln das Opium am zuverläßigsten, es ist das kräftigste Cardiacum, weil es das sicherste Nervinum ist; seine Wirkung ist ganz angemessen dem Wesen der Krankheit, ganz entsprechend der Idee der Entzündung, es ist das wahre Antiphlogisticum gegen die Entzündung auf der nervösen Stufe ihrer organischen Metamorphose, wo ihr Element im Gehirn oder in der Nervenmaterie den Heerd der Entwickelung, ihre Basis hat; es ergänzt die Nervenkraft, belebt und regt sie an zur Gegenwirkung gegen den heterogenen Reiz, gegen das vergiftende Streben der Entzündung, es verhütet die Lähmung und Erschöpfung des Nervenlebens, indem es seine ausschweifenden und ungestümen Bewegungen beruhigt, mäßigt, und in die Richtung zur critischen Entscheidung leitet; es hält die Entwickelung der lähmenden, tödtlichen Metamorphosen in der Nervenmaterie, die Ausgänge der Entzündung zurück, indem es, dem Nervenleben homogen, seine Kraft belebt und ergänzt. Daher verordne man sofort unmittelbar nach dem Aderlaß und bei gleichzeitiger Anwendung der Kälte das Opium in hinreichender, zweckmäßiger Gabe und fahre fort mit seinem Gebrauch in steigender Gabe, bis Wirkung eintritt; angemessen ist es, wenn man nach vorausgegangenem Aderlaß in diesem Zustande gegen die Nacht vorzüglich eine hinreichende Gabe des Opium verordnet.

Sehr genau unterschied Sydenham den Status nervosus, der sich auf die Hitze der Fieber, kurz vor, oder während, oder nach der Crisis einstellt, der aber nicht in einer Entzündung des Gehirns und nervösen Gebilde sein Wesen hat, sondernder mehr auf einem rein sensiblen Erethismus, auf einer immateriellen Abspannung des Hirns und Nervenlebens beruhet, der bloß zufällig, meist in einer sehr reizbaren, sensiblen individuellen Constitution sich entwickelt, ohne organischen Zusammenhang mit der ursprünglichen Krankheit; in diesem Zustande des idiopathischen Erethismus nervosus warnt er mit Recht vor dem Aderlaß, und verordnet allein das Opium, was auch immer in diesem Zustande sich wirksam bewährt, und schnell durch den Schlaf die Entscheidung dieses stürmischen Symptoms bewirkt. Auch giebt es Epidemien, deren Natur starkes Aderlassen nicht angemessen ist, wo dieses nur mit der größten Vorsicht angestellt werden muß, nicht wiederholt werden darf. Aus dem was nützt oder was schadet, hat man hier die Norm für das Heilverfahren zu entnehmen. Auf den Character der Krankheit, auf den ursprünglichen Sitz, und auf die Qualität des Organs, worin die größte Disposition haftet, und woraus die Krankheit sich zunächst entwickelt, kommt hierbei das Meiste an. Aber keineswegs sind die Symptome des Status encephaliticus nervo-

aus, des putridus, oder die scheinbare Lebensschwäche und die Bösartigkeit der Umstände, welche das Aderlaß verbieten, vielmehr im Gegentheil dringend dasselbe fordern. Ein Symptom darf nicht die leitende Idee des Heilverfahrens geben, die stehende Anlage, der Gesammtcharacter der Krankheit geben hier das Gesetz, und die Art der organischen Reactionen zeigt die Richtung, welche man verfolgen muß.

Man muß bei der Behandlung der Exanthemen nicht zu voreilig, nicht zu stürmisch verfahren, man muß der Natur mehr vertrauen und die Richtung beobachten und die Zwecke, welche sie in ihren Reactionen verfolgt. Man soll lieber gar nichts thun als das Verkehrte und Unzeitige. Die Exantheme in ihrer einfachen Natur und regelmäßigen Verlauf bedürfen einer eingreifenden Behandlung nicht, sie haben das Heilmittel in sich selbst, in dem Vermögen der organischen Kraft, und ihren Reactionen das heterogene Gift zu verähnlichen, das Schadhafte auszuscheiden, zu verwandeln, und so die Spannung in den Lebensbewegungen auszugleichen. Bei diesen Exanthemen von dem einfachen, gutartigen Wesen, wo die Entwickelung der Krankheit sich mehr oberflächlich beschränkt, und nicht auf innere, edle Organe die Richtung nimmt, sich nicht mit gefahrvollen innern Entzündungen zusammensetzt, sondern ihr Verlauf auf ihrer ursprünglichen Basis, der äußern Haut, beendet, bedarf es nur der Anordnung eines zweckmäßigen Verhaltens und einer angemessenen Lebensordnung, um diese bösen Zusammensetzungen zu verhüten. Ein abkühlendes, mehr kaltes Verhalten, der Aufenthalt außer dem Bette und in der erfrischten Luft, das Vermeiden der warmen Bettbedeckungen und erhitzenden Bekleidung bis zum vollendeten Ausbruch des Exanthems, ist hinreichend. Vor allem verwahre man den Kranken vor dem Einflusse alles Erhitzenden und Er-

wär-

wärmenden, nur das Abkühlende thut wohl; jedes Fieber entwickelt schon durch seine Reactionen so viel thierische Wärme und Hitze als nöthig ist zur Ausgleichung der Spannung, zur Metamorphose des heterogenen Stoffes, man muß die Hitze nicht befördern, nicht vermehren, sondern vielmehr die zu übermäßige, ausschweifende dämpfen und abkühlen, den Andrang des Bluts auf innere Organe, den Organismus und die Wallungen mäßigen, damit nicht aus den Stockungen des brausenden Bluts sich örtliche Entzündungen bilden, in edlen, dem Krankheitsproceß mehr heterogenen Organen. Von einem warmen Verhalten, von dem unheilbringenden Gebrauche der hitzigen Mittel, entstehen die bösen Symptome und die Zusammensetzungen der einfachen Exantheme mit den Entzündungen des Gehirns, der Lunge, des Magens und der Därme, wovon vorzüglich und allein bei diesen Krankheitsformen die Gefahr abhängt und der böse Ausgang.

Sehr richtig erkannte Sydenham die Entzündung in ihrer nervösen Natur von der sensiblen Qualität, er wußte hieraus die Zufälle zu deuten, die im Verlaufe der Fieber so oft drohend auftreten. Daß die Form der Entzündung eine andere seyn mußte, wenn sie den Heerd ihrer Entwickelung zunächst in Organen von der arteriösen, oder nervösen, oder vegetativen Entwickelungsstufe haben, mußte wohl einem Geiste einleuchten, der mit so sicherem Blicke das specifike Leben erkannte, und die besondern Eigenthümlichkeiten, welche dasselbe in seinen materiellen Verwandlungen einnimmt, und in der Mannigfaltigkeit der Metamorphosen seiner Elemente darstellt. Wer die Gleichheit und das Fortleben der Urelemente und des Typus des Lebens in allem Lebendigen und auf allen Stufen der Entwickelung erkennt, dem wird es auch begreiflich seyn, daß die Nervensubstanz eben so gut empfänglich ist für die Anlage und das Wesen der Entzündung, wie jedes andre Thiergebilde, indem das Element der Entzündung zugleich ein Wesentliches und Allgemeines in allem Organischen ist, und indem seine materielle Basis, das Blut, die Grundlage aller thierischen Metamorphose bildet. Diese Entzündung von der nervösen Qualität und Bildungsstufe fand Sydenham in einer Metamorphose, gleichsam in einer Vergiftung des geistigen ätherischen, sensiblen Bestandtheils des Bluts, oder ein Febris quae a particularum sanguinis spirituosiorum inflammatione originem ducit. Hieraus deutete er den Status nervosus, und in dieser Vergiftung des edelsten Elements, aus dieser Lähmung der geistigen Kraft deutete er die Bösartigkeit, die schnelle Lebenslähmung, die auflösenden und gangränescirenden Colliquationen der organischen Materie. Diese höchste Form und heftigste Grad der Entzündung war ihm der Grund der Bösartigkeit, der Debilitas vitalis, der faulichten Auflösung und der oft blitzschnell tödtlichen Lähmung. Daher verordnete er unter diesen Umständen so dringend die Anwendung des Apparatus antiphlogisticus in seiner strengsten Form, in seinem weitesten Umfange; daher fand er in diesem bösen Zustande in dem stärksten Aderlaß bis zur Ohnmacht das einzigste Mittel der Rettung und des Heiles. Er erzählt, wie glücklich vor allem ein Militairarzt in der Behandlung der bösartigsten Pest gewesen sey, der gleich im Anfange der Krankheit die Ader öffnete und das Blut bis zur Ohnmacht fließen ließ. Bei diesem Verfahren wurden alle Pestkranke gerettet. Hinwiederum aber kommen Epidemien vor, wo das Aderlassen sehr gefährlich ist, und nur mit großer Vorsicht und Mäßigung zu unternehmen; wo es zu dieser Zeit einzelne Symtome und lebensgefährliche Zusammensetzungen erfordern, da versäume man nicht zugleich das erfrischende, kühlende Cardiacum und vor allem das Opium anzuwenden. In allen

Entzündungskrankheiten, und vorzüglich im Verlaufe der hitzigen Exantheme giebt es einen Zeitpunkt, wo die Krankheit eine entscheidende Wendung nimmt, wo der Character der Zufälle meist kurz vor der Crisis ein gemischter und zusammengesetzter ist, wo neben und gleichzeitig mit dem Zeichen einer heftigen Entzündung zugleich die des Status nervosus und der brandigten Colliquation sich entwickeln, hier ist es Zeit, wo man, unmittelbar nach einer dreisten Blutausleerung, das Opium in starker Dosis bis zum Puncte der Entscheidung verordnen muß, wo die gleichzeitige Anwendung des Aderlasses und des Opiums nicht allein zweckmäßig, sondern allein entscheidend und nothwendig ist. Dabei paßt zugleich auch die kühlende Herzstärkung, die erfrischende Säure, z. B. die Schwefelsäure unter das Getränk, die kühlenden und sauren Juleppe.

In dieser höchsten und bösesten Form der Entzündung, in der nervösen, d. h. wo das Gehirn und Nervensystem in einem wichtigen Zweige die Basis der Entzündung geben, da ist das dreiste Aderlaß, das abkühlende Verfahren und das Opium am rechten Platz, und die sichersten Mittel die drohende Gefahr zu beschwören. Die Anwendung der hitzigen, Schweiß treibenden Mittel, ein warmes, reizendes, heißes Verhalten, sind gar gefährlich, und bei den exanthemischen Fiebern so häufig die Ursache dieser Bösartigkeit. Die frische Luft und Alles das was abkühlt, was die entzündliche Gluth des Bluts dämpft, und seinen Organismus mäßigt, ist wohlthuend. Die Exantheme an sich, in ihrer einfachen Form, in einem beschränkten, oberflächlichen Kreise der Entwickelung sind gutartig und ohne Gefahr; diese letztere ist nur darin begründet: daß sie ihren Bildungskreis erweitern, und über innere, edle Organe, und vorzüglich über das Gehirn und Nervensystem ausdehnen. Die Schweiß treibende und erhitzende Methode ist hievon öfter die Ursache, als eine innere und wesentliche Bösartigkeit der Epidemie. Doch giebt es auch Epidemien, wo diese Anlage zur Empfängniß der Entzündung im Gehirn und im Nervensystem von der allgemeinen Diathesis stationaria abhängt, und dieser wesentlich ist, oder wo diese Bösartigkeit ursprünglich begründet ist in einer eigenthümlichen, besondern giftigen Beschaffenheit der Luft, welche vergiftend auf die Nervenmaterie einwirkt, und als giftiges Miasma in ihr Entzündung und Metamorphosen hervorruft. Daher kommt es, daß ein und dieselbe Epidemie in dem einen Zeitraum ihres Verlaufs oft sich sehr leicht und gutartig verhält, während sie in einem andern im hohen Grade und in weiter Verbreitung so tödtlich wirkt. Nicht immer erscheint bei den Exanthemen und Entzündungsfiebern die Gefahr unter den stürmischen Zeichen eines wild aufgeregten Gehirn- und Nervenlebens, unter den Symptomen der Phrenitis, der wilden Rasereyen und der ungestümen, heftigen Nervenbewegungen, häufig tritt auch diese Bösartigkeit in einer entgegengesetzten Form auf, als Sopor, Stupor, mit dummer blödsinniger Gleichgültigkeit; mit einer Eingenommenheit und tiefen Betäubung des Gehirns und der Sinne, oder die nervöse Entzündung zeigt sich mehr in den vegetativen Gebilden, unter der Form der fauligten, brandigten Colliquation, als Status putridus, gangraenosus, aber in allen Fällen ist das Wesen sich gleich und dasselbe. Entzündung in der Nervenmaterie, dort zunächst in dem Gehirn und seinen Nerven, hier mehr in der vegetativen Sphäre, in dem System der Ganglien; und endlich die höhere, vollendetere Form dieses Status nervosus, der Ausgang dieser Entzündung in nervösen Metamorphosen, die eigentliche und wahre Bösartigkeit, welche die tödtliche Lebensschwäche zu ihrer nothwendigen Folge und Wesen hat, ist gesetzt: durch Lähmung des Nervenlebens im Gehirn, durch Zersetzung seiner Materie und Auflösung seiner Masse. Hier beruht das Wesen des so bösen Zustandes nicht mehr auf einer erhöheten, überspannten Metamorphose im Gehirn und Nervensystem, auf Entzündung, sondern auf ihren Ausgängen.

Die Epidemien, vorzüglich der exanthemischen Fieber, sind noch sehr von einander verschieden in der Art ihrer critischen Entscheidung. Dieß ist eine Hauptrücksicht für die Praxis, damit man die Wege kenne, worauf die Natur zur Zeit die Entscheidung bewirkt, und die Richtung, welche die critischen Reactionen vorzüglich verfolgt. Hieraus ist die Art der Reactionen und die Eigenthümlichkeit der vorzüglich drängenden Symptome zu deuten und diese zu behandeln. Die Art der Crisis hängt von dem besondern Character der herrschenden epidemischen Constitution ab, und davon, in welchen Systemen und Organen sich unmittelbar und ursprünglich der Krankheitskeim entwickelt. In diesem Krankheitsheerde wird auch zur Zeit das Organ der Crisis seyn. Wo z. B. bei einem epidemischen Fieber das vegetative System, die gastrischen Organe den Krankheitsheerd und die Basis bilden zur Metamorphose des cosmischen Einflusses, des Krankheitsreizes, da wird der Status gastricus das Grundsymptom in den Reactionen seyn, und critische Durchfälle und Bauchflüsse die Art und Zeichen der Entscheidung. Fieber, die vorzüglich im Blutgefäßsystem und in den Organen von der arteriösen Lebensstufe und Lebensqualität die Basis ihres Verlaufs haben, haben ihre Crisis in dem Hirnsysteme, in den critischen quantitativen und qualitativen Veränderungen des Urins, indem das System der urinerzeugenden Organe den Gegenpol bildet gegen das der Arterien und ihren Centralpunct, den Lungen. Unter allen Arten der Crisis ist die Entscheidung durch den Schweiß die *unsicherste und trüglichste*, alles kommt darauf an, zu welcher Zeit im Verlauf der Krankheit der Schweiß sich einstellt, unter welchen Symptomen, von welcher Art, Ausbreitung und Dauer die Schweiße sind, und wie die Veränderung des Gesammtzustandes ist, die der Schweiß zur Folge hat. Zu frühzeitige Schweiße gleich im Anfange der Krankheit sind nicht gut, sie sind unreif und entscheiden Nichts; in der Regel zeigen sie auf einen unregelmäßigen Verlauf, auf ungewöhnliche Symptome, auf große Unordnungen im Blutsystem, meist *auf einen anomalen, nervösen Character*; partielle Schweiße, vorzüglich an den obern Theilen und am Kopf, die oft profus und in großen Tropfen abfließen, sind noch böser, sie entstehen meist unter einem ängstlichen Herumwerfen, unter dem Gefühl von Unruhe und Angst, *und zeigen meist auf eine sich ausbildende* Phrenitis, auf bevorstehende Deliria furiosa oder soporöse Betäubung. *Am bösesten sind die frühzeitig gewaltsam erzwungenen Schweiße*, die durch warmes Zudecken, durch Schweiß treibende Arzneyen, durch hitzige Getränke hervorgebrachten; mißfarbige Exantheme, Friesel, Petechien, Phrenitis, große Erschöpfung, ein unordentlicher Typus, Verwirrung im Verlaufe und Störungen der critischen Reactionen sind ihre Folgen. *Der Schweiß für sich allein giebt* selten eine vollkommene Crisis, dieß gilt allenfalls nur bei den Fiebern von der einfachen rheumatischen Natur, bei den höhern Formen und bei den Zusammensetzungen mit dem Leiden wichtiger Organe reicht der Schweiß allein zur Entscheidung nicht aus, *die Crisis hat zugleich auch ihre Wege in höhern, mehr centralen Organen*, durch das Harnsystem, durch Blutflüsse, durch Diarrhöeen, durch Lungenausscheidungen. Immer darf man dem Schweiße allein keine vollkommene, entscheidende Crisis zutrauen, wo nur immer die Krankheit eine höhere Form und eine höhere Bildungsstufe gewann.

Durch den besondern Einfluß der äußern, climatischen Einflüsse und Reize, durch die atmosphärischen Veränderungen beim Wechsel der Jahrszeiten und der Witterung, erleidet die allgemeine epidemische Krankheitsconstitution, die Diathesis annua, eigenthümliche Modificationen und Veränderungen, die auch auf die Art und die Wege der Crisis Einfluß haben. Daher kommt es, daß eine und dieselbe Epidemie in den verschiedenen Zeiträumen ihres allgemeinen Umlaufs auch verschiedene Organe der critischen Entscheidung hat, daß hier die Krankheit sich mehr auf diesem, dort mehr auf jenem Wege critisch löset. So ist im Spätsommer und Herbst vorzüglich der Darmcanal, so im Winter das Harnsystem, so im Frühling mehr die Schleimhaut der Lunge, das Bronchialsystem und die äußere Haut das Organ der Crisis, je nachdem mit der Jahrszeit auch die größere Krankheitsanlage für die cosmische, allgemeine Diathesis in den verschiedenen Organen wechselt, wie die organischen Heerde, als die Substrate der allgemeinen Krankheitsdiathesis sich in den verschiedenen Stadien der Epidemie sich ändern nach dem Typus und in der Art der climatischen und tellurischen Metamorphosen, so wechseln auch diesem gemäß die verschiedenen herrschenden Haupt- und Grundsymptome der Krankheit, der charactristische Grundstatus in den Zufällen. So erscheint ein und dieselbe Epidemie bald mehr unter dem herrschenden Character der Synocha, in dem echten Status imflammatorius, bald mehr unter dem Status gastricus oder nervosus; das innere Wesen, die allgemeine cosmische Diathesis bleibt sich gleich und dieselbe bei allen diesen Veränderungen. Dieß gilt vorzüglich von den hitzigen Exanthemen, indem ein allgemeines, elementarisches Grundgebilde das Substrat ihrer Genesis und ihrer Entwickelung ist; daher die proteusartige Form, die Verschiedenartigkeit ihrer Charactere und ihrer Bedeutung, worunter sie zu den verschiedenen Zeiten auftreten; daher die verschiedenen Heilgesetze und practischen Methoden, welche ihre Behandlung in den verschiedenen Zeiten erfordert. Bei Behandlung der exanthematischen Fieber muß die Praxis sich daher vorzüglich vor Einseitigkeit bewahren, was gut hier ist und heilsam zu einer Zeit, ist bös und gefährlich zu einer andern.

Das Scharlachfieber und die Masern scheint Sydenham nur in ihren einfachen, oberflächlichen, niedern Formen gekannt zu haben. Wenigstens hat er keine Beschreibungen von denselben in ihren höhern, zusammengesetzten Characteren hinterlassen. Die Masern erklärt er an sich für gutartig und gefahrlos, und schreibt die bösen Fälle allein und unbedingt einer falschen Behandlung zu, dem warmen, heißen Verhalten, der hitzigen und Schweiß treibenden Arzneyen. Auf dieses unweise Verfahren erfolge am Ende der Krankheit, in der Periode der Abschuppung leicht eine böse Entzündung der Lunge und des Bronchialsystems, woran mehr Kinder sterben als an den bösartigsten Blattern. Aber von der ursprünglichen bösen und höhern Form dieser Exantheme, wo sie den Heerd ihrer Genesis und ihrer Entwickelung unmittelbar in ihrem Grundgebilde innerhalb edler Organe, des Gehirns, der Lunge, der Därme haben, wo die Masern in diesen Organen die serösen Gebilde, das Scharlach, das Gefäßnetz und das Arteriöse, zunächst ergreifen und anstecken, wo diese Krankheiten mit den gefährlichen Entzündungen in diesen edlen Organen zusammengesetzt sind, davon ist bei ihm nicht die Rede. Auch die so häufige als böse Nachkrankheit der Masern, woran mehr sterben als an der Krankheit selbst, die schleichende Entzündung in der weichen Hirnhaut, die mit dem undeutlichen Typus und der unsichern, schleichenden, heimtückischen Form der Nervosa lenta auftritt, sich im spätern Verlauf in Convulsionen und Krämpfe entwickelt, und zuletzt in den Sopor, Stupor, in die dumme Betäubung und Lähmung des Hydrops cerebri übergeht, scheint Sydenham nicht beobachtet zu haben, ein Beweis, daß diese Folgekrankheit zu seiner Zeit entweder gar nicht oder nur selten vorgekommen ist, da sie sonst in ihrer höhern Bedeutung, in ihrer zwar schleichenden und versteckten Form, aber doch in ihrem so oft tödtlichen Ausgang einem so scharfen und umsichtigen Beobachter nicht entgangen seyn würde. In unserer Zeit hat sie sich bekannt und verrufen genug gemacht, sie hat in den letztern Epidemien bei weitem mehr getödtet, als die Masern selbst. Eben so wenig als der bösartigen Masern, gedenkt Sydenham einer Epidemie des bösartigen Scharlachs, er beschreibt nirgends die höhere, nervöse Form dieses Exanthems. Zwar erwähnt er einzelner Fälle des Scharlachs, wo das Exanthem mit bösen Symptomen, mit Phrenitis, mit Sopor, mit Angst, Unruhe, mit Convulsionen zusammengesetzt auftrat, aber diese beschreibt er nicht als epidemisch, sondern immer nur als sporadisch vorkommend, und leitet sie nicht aus einer ursprünglichen höhern Natur der Krankheit ab, sondern schreibt sie einer falschen Behandlung, dem warmen Verhalten, der Versäumung des Aderlasses, dem erhitzenden und Schweiß treibenden Verfahren zu. So bösartige Epidemien des Scharlachs, als unsere Zeit sie beobachtet, gab es zu Sydenham's Zeiten nicht.

Was übrigens die Behandlung dieser Exantheme betrifft, so war sein Verfahren einfach und der Natur gemäß; seine Praxis verhielt sich mehr passiv, mehr das Schädliche abwendend als das Entscheidende unternehmend. Die Heilkraft gegen die thierischen Contagien hat die Natur in sich selbst, in ihren organischen Bewegungen und Reactionen zur Verähnlichung und Ausscheidung des giftigen Elements, man darf dieses Streben nur leiten und richten, das zu üppige beruhigen und mäßigen, das zu sehr unterdrückte und gehemmte befreien und beleben, das erschöpfte ergänzen und ersetzen, aber nicht den Gang verwirren, beschleunigen und stören. Die Anordnung eines zweckmäßigen diätetischen Verhaltens, das strengste Vermeiden alles Erhitzenden, Reitzenden, aller Schweiß treibenden Arzney, des warmen Zudeckens, der heißen Betten und Stuben, ist die Hauptsache. In heftigen Fällen, bei Plethora und üppiger, vollsaftiger Constitution, bei großen Wallungen und Orgasmus des Bluts, bei Anhäufung desselben im Gehirn und in der Brust, bei großer Angst, Unruhe, großer, trockner Hitze, da versäume man auch selbst bei kleinen Kindern in dem Alter von 1 — 2 Jahren das Aderlaß nicht. Denn die Blutausleerungen *sind wesentliche und nothwendige Heilmittel im Kindesalter* zur Zeit des Zahnens, wo Zufälle von Andrängen und Anhäufen des Bluts im Kopfe entstehen, wo Angst, Unruhe, Convulsionen und Krämpfe sich entwickeln, mit einem Wort, wo Zeichen zugegen sind, *die von üppigen Metamorphosen, von ausschweifenden Entwickelungstrieben im Gehirne zeugen*, worauf so leicht und schnell der Hydrops cerebri folgt. Die Scharlach- und Maserneepidemien der neuern Zeit haben hinlänglich den Beweis gegeben, *wie nothnewdig oft* selbst ein dreister, allgemeiner Aderlaß in der Kinderpraxis ist, *wenn gleich in den meisten Fällen* die wiederholt angelegten Blutigel seine Stelle ersetzen, und diese, für das zarte Alter allerdings sehr starke und entscheidende Maasregel unnöthig und entbehrlich machen. Doch bei sehr heftigen, sehr drohenden und gefahrvollen Zufällen, bei der Noth und dem Drängen des Augenblicks darf man auch hier nicht das kräftigste Heilmittel aus zu weitgetriebener und daher gefährlicher Vorsicht versäumen: denn *oft hängt hier von der Minute und ihrer zweckmäßigen*

Benutzung die Entscheidung über Tod und Leben ab.

Auch das Purgans und die stuhlausleerenden Mittel wußte Sydenham zu ihrer Zeit zweckmäßig zu gebrauchen, wenn gleich in den Epidemien seiner Zeit der Status gastricus noch nicht das vorherrschende Grundsymptom in den Krankheiten war, wenn er hier auch nicht in so grellen, vielseitigen, mannigfaltigen Zügen und Zusammensetzungen sich darstellte, wie die Epidemien einer spätern Zeit es zeigten, so kamen doch auch Fälle vor, und einzelne Epidemien, wo das gastrische System der Heerd war für die Aufnahme und Entwickelung der allgemeinen cosmischen Diathesis, wo die atmosphärischen Einflüsse, die Miasmen und Contagien ursprünglich und zunächst in den Organen des gastrischen Systems den Saamen des Fiebers entzündeten und der Status gastricus als das Grund- und Hauptsymptom sich darstellte. Zwar war der Apparatus antigastricus, das Emeticum und das auflösende Purgans, nicht so allgemein das stehende Heilmittel, wie in den Epidemien einer spätern Zeit, und wie Stoll und die Göttinger Schule, Brendel, Schröder, seine kräftige Handhabung lehrten und übten. Aber überall kamen Fälle und Jahrszeiten vor, wo im Verlaufe der Status gastricus als Grund- und Hauptsymptom sich entwickelt, und wo diese Zusammensetzung den Apparatus antigastricus anzeigt und unbedingt fordert. Es hat Epidemien gegeben des Typhus und des Scharlachs, wo der Apparatus antigastricus die stehende Hauptarzney und der erste Grundsatz für die Praxis war, auch werden diese Zeiten wiederkehren, wenn die allgemeine Krankheitsdiathesis in ihrem cosmischen Umlauf den Punct erreicht haben wird, wo untergeordnete climatische Metamorphosen und irdische Einflüsse die Entwickelung des gastrischen Characters in den Krankheiten begünstigen. Die allgemeine stehende cosmische Diathesis war zu Sydenhams Zeiten die synochale, entzündliche; die gastrische Zusammensetzung war hier nicht die allgemeine und stehende, sondern die mehr zufällige, untergeordnete; sie kam nur in dem allgemeinen Umlauf der Diathesis stationaria zu bestimmten, begrenzten Zeiten vor, wo climatische Metamorphosen und eigenthümliche atmosphärische Einflüsse unmittelbar dem Krankheitselemente die Richtung gaben auf die Organe des gastrischen Systems, wo das Blutgefäßsystem nicht sowohl in seiner arteriösen Seite, als vielmehr in seiner venösen, mehr vegetativen ergriffen wurde.

Daher war auch hier der Status gastricus nicht in seiner reinen, ungemischten Form ausgebildet, seine Entwickelung stand mehr unter der Herrschaft des entzündlichen, synochalen Characters, es war mehr der Status gastricus inflammatorius, vermischt und zusammengesetzt mit den Zeichen und Zufällen des entzündlichen Wesens. Nicht unbedingt, unmittelbar war hier der Apparatus antigastricus angezeigt, nicht für sich allein und in seiner einfachen Gestalt; man mußte das synochale, entzündliche Wesen beachten, und das allgemeine cosmische Element, auf das Ursprüngliche Entzündliche hatte die Praxis zunächst sich zu richten, und die gastrische Zusammensetzung nur als das mehr Zufällige, Secundäre und Untergeordnete zu nehmen. Deswegen warnt Sydenham so oft und so ernst vor dem voreiligen und zu frühzeitigen Gebrauch der Abführungsmittel, er dringt darauf: daß erst die wilde Bewegung, der Orgasmus des Bluts gedämpft und beruhigt werden soll durch Aderlaß und abkühlende Mittel, damit das Purgans unzeitig gegeben, durch seine Wirkung den Sturm nicht noch vermehre, und den so schon überspannten Orgasmus im Blut noch heftiger mache. Nur das Gekochte, nicht das Rohe muß man ausleeren und abführen, man muß daher nicht das Purgans zur Unzeit verordnen, nicht zu voreilig, nicht in dem Zeitraum der Rohheit und der Zunahme der Krankheit, man muß die beginnende Kochung abwarten. Daher besteht die Hauptsache darin, erst vor dem Purgans die entzündliche Diathesis des Bluts zu mäßigen, seinen Orgasmus und die ausschweifenden Bewegungen im Blutsystem zu beruhigen, man lasse einen Aderlaß vorausgehen, wiederhole diesen nach Umständen, und dann erst später verordne man das Purgans; noch wirkt das viel sicherer nach dem Aderlaß als früher, es verursacht dann keine Wallungen, keine Unruhe und Angst, die so leicht die Folge eines zu früh gegebenen Purgans sind, indem seine Wirkung die Unruhe im Blute noch mehr erhöhet und aufregt. Das Purgans, was man in den fieberhaften Krankheiten verordnet, muß die kühlende, entzündungswidrige Eigenschaft haben, es darf nicht von hitziger reizender Beschaffenheit seyn, es muß milde wirken, sanft, nicht gewaltsam und stürmisch, Drasticum paßt hier nicht, es muß antiphlogistisch salzigt seyn; die auflösend laxirenden Neutral- und Mittelsalze in Verbindung mit der Senna und der so gelinde wirkenden Manna sind am zweckmäßigsten. Man muß nach Umständen das Purgans wiederholen und fortgeben, bis die Crisis sich vollkommen entwickelt hat. Das Purgans greift die Kräfte nicht an und erschöpft nicht, im Gegentheil erholt sich der Kranke und fühlt sich kräftiger nach jeder Ausleerung. Wo aber auf ein solches mildes Purgans bloß dünnflüssige, sehr wässerichte Stühle erfolgen, wo der Kranke sich sehr erschöpft und angegriffen darauf fühlt, da ist dieß eine Anzeige, daß das Purgans zu früh, zur unrechten Zeit gegeben, oder daß schon die Crisis vorüber ist; hier muß sogleich sein Gebrauch zurückgesetzt werden. Man gebe es aber so lange fort als die Stühle sehr übelriechend, breiartig, schleimicht sind, mit Ausleerungen von knotigen, häutigen, polypösen, verhärteten, schleimigten Massen untermischt, so lange der Kranke sich dabei erholt, kräftiger und wohler fühlt.

Sind zugleich Zufälle vorhanden, welche auf eine nervöse Spannung, auf einen sensiblen Erethismus hindeuten, ist der Status gastricus zusammengesetzt mit Zeichen aus dem Status nervosus, die sich unmittelbar auf einen Erethismus und Ueberspannung des Nervenlebens im Gangliensystem, im Nervus sympathicus, im Plexus solaris, wo krampfhafter Ekel, Erbrechen ohne Zeichen von Sordes, den Kranken quälen, wo Singultus sich zeigt mit Beklemmung in den Präcordien bei anhaltender großer Angst und Unruhe, wo die Zunge trocken ist und schwarz, da ist es sehr zweckmäßig und nothwendig, unmittelbar nach dem Purgans und in der Zeit seiner Wiederholung eine Gabe Opium zu verordnen, um diesen nervösen Erethismus zu entfernen. Das Opium schadet der Wirkung des Purgans nichts, es befördert dieselbe, indem es die große Nervenreizbarkeit herabstimmt und die drohenden Zeichen aus dem Status nervosus beseitigt. Diese gleichzeitige Anwendung der kühlenden, antiphlogistischen Abführungsmittel mit dem Opium ist die Hauptsache bei der Behandlung der epidemischen Ruhr, wo dieser entzündliche Erethismus im Gangliensleben so böse Zufälle und so gefahrvolle Zusammensetzungen erregt. Von der Anwendung der sogenannten Adstringentia amara und Tonica kann während der Dauer des Fiebers und vor vollendeter Crisis die Rede nicht seyn; von dem Gebrauch der stärkenden Mittel im Zeitraum der Reconvalescenz nach dem Fieber hält Sydenham nicht viel, und mit Recht, sie bringen viel mehr Schaden als Vortheil, auf jeden Fall sind sie in der Regel entbehrlich und unnütz; in der Crisis und in ihren Bewegungen hat die Natur das sicherste und kräftigste Mittel zu ihrer Verjüngung, Erholung, zur Ergänzung und Ersetzung ihrer angegriffenen Kraft. Das genesende Leben bedarf des Mittels zur Stärkung nicht, es hat die Mittel des Ersatzes in sich selbst.

* * *

Allgemeine Grundsätze der Praxis nach Sydenham.

Wir fassen die Hauptgrundsätze, welche Sydenham bei seinem Heilverfahren leiteten, in allgemeinen Sätzen auf:

1) Der Organismus hat die heilende Kraft zu seiner eigenthümlichen Natur, die Krankheit ist nur ein Naturproceß mit dem Streben zur Ausscheidung des Giftigen und Schadhaften. Diese Bewegung hat die Kunst zu beachten und zu leiten, und das zu entfernen, was sie hemmen, stören oder in Unordnung bringen kann.

2) Jede Krankheit ist ein selbstständiges Wesen, nichts Fremdes und Aeußeres für den Organismus, sondern ein Erzeugniß, ein Gewächs aus seiner innern Natur und aus seiner Materie; jede hat daher eine eigenthümliche Art ihres Seyns, bestimmte Gesetze ihrer Genesis, ihres Wachsthums, ihrer Blüthe, ihres Vergehens, einen bestimmten Typus ihres Lebenslaufs, Perioden ihrer Dauer, ihrer Metamorphosen.

3) Dieß eigenthümliche Leben in der Krankheit, das Gesetzliche in ihrer Genesis und ihrer Entwickelung hat vor allem die Kunst zu bemerken und durch treue Beobachtung kennen zu lernen, damit man den Gang ihrer Entwickelung durch falsche und voreilige Maasregeln nicht unterbreche und verwirre, und die Art und Weise verstehe, wie dieß specifike Leben zu erziehen, wie seine Bewegungen zu leiten, und wohin dieselben zu richten sind.

4) Dasselbe gilt von den Epidemieen und Seuchen; sie sind selbstständige Wesen, eigenthümliche

Geschöpfe und Auswüchse aus dem Leibe des Universums, aus dem cosmischen Leben; sie haben einen regelmäßigen Typus ihres Umlaufs, Gesetze ihrer Entstehung, ihres Wachsthums, Perioden ihrer Zu- und Abnahme.

5) Die epidemischen Krankheiten als besondere und einzelne Formen sind nur untergeordnete, eigenthümliche Abbilder und Reflexe der allgemeinen cosmischen Anlage, der Diathesis stationaria, die als das allgemeine innere Vorbild, als das immaterielle Grundelement für alle Krankheitsentwickelung gilt, als das Innere, Gemeinsame in allen Formen der krankhaften Metamorphose.

6) Die epidemischen Krankheiten erscheinen unter verschiedenen Charactern und Hauptzufällen, Cardinalsymptomen, in den verschiedenen Perioden des Cyclus der allgemeinen cosmischen Constitution, indem dieses als das Höhere zwar der innere allgemeine Grund, das bildende Wesen von dem Niederen und Untergeordneten ist, jedoch unterworfen in seiner reellen Erscheinung den Veränderungen des untergeordneten Lebens, abhängig von den climatischen, atmosphärischen Einflüssen und Metamorphosen; von giftigen Dünsten aus dem Innern der Erde oder der Atmosphäre.

7) Diese Veränderungen der Krankheit, diese Form und Charactermetamorphosen in den verschiedenen Perioden des allgemeinen Umlaufs der Diathesis stationaria, hat die Praxis zu beobachten, um daraus zu verstehen und zu deuten die Entwickelung der verschiedenen Grund- und Hauptsymptome, und danach die Gesetze des Heilverfahrens, die Art und Mittel der Behandlung zu entwerfen, und die Organe und Wege voraussetzen, auf welchen die Natur die critische Entscheidung erstrebt, und wohin sie zunächst die critischen Reactionen richtet.

8) Daher ist auch die Behandlung der epidemischen Krankheiten verschieden zu und nach

den verschiedenen Perioden ihres Umlaufs, weil mit den klimatischen und atmosphärischen Metamorphosen auch die Charaktere und die herrschenden Haupt-Symptome sich verändern. Im Anfange einer epidemischen Krankheit, und in den Zeiten wo sie ihren Charakter und ihre Grundsymptome ändert, muß man daher in der Behandlung sehr vorsichtig sein.

9) Bei jeder Epidemie hat man vorzüglich auf das zu achten und das treu zu beobachten, was sich schädlich oder nützlich verhält, denn hieraus lernt man die Natur der Krankheit kennen, und die Art der Hülfe, welche dieser in ihrem Streben zusagt.

10) Wo man nicht mit klarer Festigkeit und Gewißheit das erkennt und einsieht, was man zu thun hat, wo man noch keine gewisse Einsicht in die Art der Hülfe hat, da muß man vorsichtig und behursam auftreten, mit Ruhe zögern, abwarten und beobachten, woher und was die Natur erstrebt, man muß lieber gar nichts thun als das Verkehrte und Schädliche, und die entscheidenden Maasregeln so lange vermeiden, als die Natur noch unsicher, schwankend in ihren Bewegungen und Richtungen ist.

11) Man muß Nichts übertreiben und nicht voreilig, vorschnell handeln, man muß der Natur Zeit lassen, ihre Heilbewegungen erst zu entwickeln, man muß erst die Reactionen zur Kochung und Homogeneisirung des Schadhaften und Giftigen abwarten, und sehen, durch welche Arzenei die Reactionen die critischen Ausscheidungen erstreben.

12) Die Hauptsache ist immer ein mehr passives, zögerndes Verfahren, es bringt mehr Glück als das unzeitige, dreiste und entscheidende Eingreifen; man sorge, bevor man entscheidende Maasregeln ergreift, zuerst und vor allem dahin: daß alles Schädliche, alles Erhitzende und Reizende entfernt und der Kranke davor bewahrt

werde. Die Anordnung einer passenden Lebensweise, eines zweckmäßigen Verhaltens, einer strengen Diät ist das Erste und die Hauptsache, die Arznei erst das Zweite und Untergeordnete; die äußern Umgebungen des Kranken, die ihn umgebende Atmosphäre, die passende Temperatur, die zweckmäßigen Speisen und Getränke, die Zeit, das Maas, die Art und Beschaffenheit des Getränks und der Speisen, sind vorerst zu regeln, und die Wärter und Aufseher zu unterrichten. Die Vorurtheile derselben sind oft mehr zu fürchten und schwerer zu besiegen als die Krankheit selbst; der Kranke wie seine Wärter müssen strenge befolgen die Vorschriften der Kunst, ohne diese Aufmerksamkeit ist alle Mühe verloren.

13) Im Allgemeinen muß in den fieberhaften Krankheiten das diätetische Verhalten kühlend, erfrischend sein; Nichts ist schädlicher und gefahrvoller als ein heißes warmes Verhalten, das Einpacken und Zudecken in warmen Betten, eine heiße Zimmerluft; die hitzigen, schweißtreibenden Getränke, die gewürzhaften, herzstärkenden Genüsse; am wohlthätigsten ist eine frische, freie, mehr kühle Luft, man halte den Kranken außer Bett, in Bewegung in freier Luft, so lange als irgend die Krankheit und der Zustand der Kräfte es gestatten; man erneuere oft die Stubenluft durch Oeffnen der Fenster.

14) Man gebe einer dringenden, anhaltenden Sehnsucht des Kranken nach, man verachte nicht den blinden Natur-Instinkt, und folge seinem Winke, wenn er nicht, im Delirio, auf Etwas Widernatürliches fällt; worauf die kranke Natur eine so große und anhaltende Begierde hat, das ist in der Regel auch wohlthätig. Daher versage man dem brennenden Durst die Erquickung nicht, man lasse dem Kranken so viel eines angemessenen, kühlenden, erfrischenden Getränks geben und so oft als er will. Viel Getränk ist heilsam im Fieber; feste Speisen sind um so leichter zu vermeiden, da meist der Appetit dazu fehlt.

15) Von dem Einflusse der äußern willkührlichen Einwirkungen, von den Fehlern des Kranken und der Wächter hängt oft die unerwartet sich einfindente Verschlimmerung ab, das Eintreten böser, unerwarteter Symptome.

16) Aber Unordnungen und Unregelmäßigkeiten im Verlaufe der epidemischen Krankheiten, die überraschende, plötzliche Entwickelung eines bösen drohenden Symptoms, sind eben so auch begründet in unsichtbaren, verborgenen climatischen, atmosphärischen Veränderungen, wodurch die Krankheit unerwartet eine böse Wendung nimmt, und ungewöhnliche Symptome, Re-

actionen erzeugt. Genau hat man zu erforschen, worin solche unerwartete Verschlimmerungen begründet sind.

17) Von Natur und an sich sind die Entzündungen und Fieber selten bösartig, nur sporadisch, und unter ungünstigen äußern, zufälligen, individuellen Umständen; die Verschlimmerung und Bösartigkeit ist meist eine künstliche, eine gemachte; begründet in einem verkehrten, unsinnigen Verhalten und Heilverfahren.

18) Der Status nervosus und malignus ist nicht in wahrer Lebensschwäche gegründet, sondern Zeichen von einem hohen Grade der Entzündung, und verbietet die Anwendung des Apparatus antiphlogisticus nicht, im Gegentheil zeigt denselben nebst einem starken Aderlaß als nothwendig an.

19) Die Entzündung macht keine Gegenanzeige für den Gebrauch des Opiums, es giebt eine Zeit, eine Bildungsstufe im Verlaufe der Entzündungskrankheiten und gefahrvolle Zufälle, wo das Opium nothwendig und das beste Heilmittel ist; nur darf man vorher und bei seinem Gebrauch das etwa nothwendige Aderlaß nicht versäumen. Vorzüglich in der Periode der Abnahme des Fiebers kurz vor, bei und nach der Kochung ist das Opium heilsam.

20) Das Purgans wirkt am kräftigsten und besten gleich nach einem Aderlaß, im Zustande der Hitze und Rohheit der Entzündung darf man es nicht geben, es vermehrt als fremdartiger Reiz den Orgasmus des Bluts.

21) Es giebt Epidemien wo das Aderlaß, andre wo das Purgans das Hauptmittel ist, noch andre wo die Säuren, wo die China heilsam sind. Dieß kann statt finden bei einer und derselben Krankheit in ihren verschiedenen Epidemien, ja während einer und derselben Epidemie zu den verschiedenen Perioden ihres Umlaufs.

22) Zur Zeit, wo die allgemein herrschende Diathesis stationaria das Wesen der Entzündung hat, eine echte synochale, inflammatorische ist, da verschwinden die Wechselfieber, und kommen gar nicht oder nur selten vor, wo anhaltende Entzündungsfieber, Pneumonien und andre Entzündungen in blutreichen, arteriösen Organen die herrschenden Krankheiten sind, wo die Febris intermittens häufig und in epidemischer Ausbreitung sich zeigt, da sind die ächten synochalen Entzündungen selten, und die herrschenden Krankheiten haben dann mehr den Status gastricus zu ihrem Grund- und Haupt-Symptom, die Febres gastricae, biliosae sind an der Ordnung.

23) Unter allen Krankheiten vertragen die exanthematischen Fieber, die Pocken, Scharlach, Typhus, Masern am wenigsten ein warmes Verhalten, ein erhitzendes,

reizendes Verfahren, es macht sie bös und gefährlich, die Kälte sagt hier am besten zu, und verhütet die Entwickelung böser Symptome.

24) Keine Ausleerung, auch stark und wiederholt angewandt, schwächt und erschöpft in den hitzigen Fiebern, wenn man sie nur zur rechten Zeit anwendet, nicht zu früh und nicht zu spät; nach der Crisis sind sie zwecklos, daher haben sie hier Schwäche, Erschöpfung, chronische Nachkrankheiten leicht zur Folge.

25) Gefahrvolle, drohende, stürmische Symptome im Zeitraum der Höhe der Krankheit, die heftigsten Reactionen und ungestümsten Bewegungen dürfen hier nicht schrecken, nicht das Heilverfahren verändern, verwirren, und zum Gebrauch symptomatischer Mittel verführen, sie sind Zeichen von der critischen Anstrengung der Natur, leiten die Entscheidung ein und sind Vorzeichen derselben. Wo sich aber Zufälle dieser Art früher in dem Anfange der Krankheit und in der Periode ihres Wachsthums einfinden, da sind sie von böser Bedeutung, zeigen auf gefährliche Zusammensetzungen, auf Unordnungen im Verlauf und auf eine Neigung der Krankheit, auf das Gehirn und Nervensystem überzugehen.

26) Die Cardiaca welche man in fieberhaften Krankheiten verordnet, müssen kühlend, erfrischend sein, nicht erhitzend, scharf und reizend. Das Zweckmäßigste ist überall das Opium, es versteht sich, zu seiner Zeit. Die hitzigen Alexipharmaca sind immer gefährlich.

27) Die hitzigen Krankheiten entstehen als Erzeugnisse der allgemeinen Natur, die cosmischen und climatischen Metamorphosen nicht aus Schuld des Individuums. Daher hat auch für sie und gegen ihren Einfluß die Natur besonders die innere Gegenbewegung und die heilende Kraft, die chronischen dagegen haben mehr den Grund ihrer Entstehung im individuellen Leben, in der Constitution, Lebensweise, Temperament, Alter ꝛc. des Einzelnen, entstehen meist aus Schuld des Individuums. Daher vermag die Natur weniger zu ihrer Heilung, und diese fordert dringender die Kunsthülfe auf und kräftige Maasregeln.

28) In den chronischen Krankheiten ist die Anwendung des Purgans, oft anhaltend und lange gebraucht, zweckmäßiger und wirksamer als das Aderlaß, wie das Fieber in der Regel ein mehr kaltes abkühlendes Verhalten fordert, so die chronische Krankheit mehr ein erwärmendes; wie dort mehr eine Ausleerung und Ausscheidung des Schadhaften die Aufgabe ist, so hier mehr die Umänderung, Verbesserung, Verjüngung des Bluts und der Lebenssäfte und somit der ganzen Constitution.

FSC
www.fsc.org
MIX
Papier | Fördert
gute Waldnutzung
FSC® C083411

Zeitfracht Medien GmbH
Ferdinand-Jühlke-Straße 7
99095 Erfurt, Deutschland
produktsicherheit@kolibri360.de